免疫力を食べる！

ウイルスに勝つ
7つの新生活習慣

西台クリニック理事長
済陽高穂
Takaho Watayou

ブックデザイン　Q.design　森田千秋
編集協力　戸井薫

はじめに

「整った腸内環境」と、「温かい体」「穏やかな心」をつくる

パンデミックとなった新型コロナウイルス感染症にかかる人、かからない人、重症な人がいれば軽症な人もいます。この差は、免疫力の違いにあります。免疫力はご存じのように、ウイルスや細菌などの病原体、がん細胞から体を守る仕組みです。

私たちの体には元来、病気を治そうとする力が備わっています。「自然治癒力」といって、3つの側面があります。

1つは「恒常性《こうじょうせい》」、「ホメオスタシス」ともいいます。体温や脈拍、血圧、血糖値など、体内環境を一定に保つ仕組みです。

2つめは「自己修復力」です。傷ついた細胞などを修復し、また新しいものと円滑に入れ替える仕組み。体では細胞、各臓器などで日々刻々と修復が繰り返されています。

そして3つめが、免疫力です。

それぞれの仕組みは連携しながら、いつでも元気で健康な体を保っているのです。通常、

自然治癒力は加齢とともに衰えていきます。高く維持することが、健康長寿にもつながる重要な鍵となります。それを支えるもっとも大きな要素が食事です。とくに、「免疫の力は食事でついてくる」といっても過言ではありません。次いで、睡眠や休養などの生活習慣も大事です。さらには心のあり方などのマネジメントも必要です。そして、妨げになるものを排除し、自然治癒力を高める生活習慣を取り入れていくのです。

「医者が自分で治すなどと思い上がるな。患者さんがもともと持っている治癒力を引き出すのが名医だ」

私の恩師、世界的権威の外科医・中山恒明《こうめい》先生の教えです。私は消化器外科医として、40年以上に渡って４０００例以上の手術を行ってきました。あるとき、７年間に根治手術を施した１４０７例の患者さんについて、５年後の追跡調査を行いました。すると生存７３２例（52パーセント）、再発死亡例６７５例（48パーセント）という結果が出て、生存率の低さに愕然としました。

この結果を受けて、再発を食い止める方法、手術が不適応な晩期がんにも有効な手立てを模索した結果、免疫力を引き出す食事療法に活路を見いだし、研究を重ねて「済陽《わたよう》式がんの食事療法」を確立しました。通常の治療に食事療法を加えることで、再発・転移や多重がんという厳しい状況にあっても、60パーセント以上の改善率が望めることが統計からわかってきました。

食事療法を加えることで、がん細胞は消失します。これが免疫力です。

本書では、「すぐできる！　免疫生活・7つの新習慣」を提唱しています。「整った腸内環境」と、「温かい体」「穏やかな心」をつくることを目的にしています。済陽式食事療法の根幹をなすものです。また、健康長寿の要でもあります。

免疫システムは、免疫細胞として働く白血球が担《にな》っています。この3つの目的は、免疫細胞を増やす、免疫細胞が元気に働く体内環境をつくることにあります。どちらも、食事が大きくかかわっています。たとえば、免疫細胞を増やすには、良質なたんぱく質がなければなりません、血流にのって全身をめぐる免疫細胞には、若々しい血管とサラサラな血液が必要です。納豆などの発酵食品が貢献します。歳を重ねても、免疫力を維持する秘訣です。

新型コロナや未知の新型インフルエンザに即していえば、マスクの着用、うがい、手洗い、「3密」を避けるといった、ウイルスの体内侵入を防ぐ習慣は、免疫細胞が活発に働ける体内環境をつくることに役立っています。これも、免疫生活のための新習慣といえるでしょう。

さあ、気負わずに、自然に、楽しみながら「免疫生活・7つの新習慣」を実行していきましょう。

済陽《わたよう》高穂《たかほ》

免疫力を食べる！　目次

第1章 すぐできる！　免疫生活・7つの新習慣

第2章

免疫細胞を元気にする食べ方

老化を徹底的に抑えて、若々しく！

第3章

「快腸」から、免疫力が湧いてくる

健康長寿の鍵を握る「腸内善玉菌」の増やし方

第4章

体を温める

免疫細胞が活躍する条件

第5章

心を穏やかにする
免疫システムをコントロールする自律神経の整え方

第1章

すぐできる！
免疫生活・7つの新習慣

「新型コロナ」に勝つ人は、「がん」にも負けない

■「勝つ免疫」の作り方

毎晩、「37度の体温」をつくる。このとき、私たちの免疫力はもっとも活性化します。体温は、目に見える免疫の力を表しています。

湯温が39〜41度のややぬるめの風呂に10〜20分、肩までつかる全身浴で体温を一時的に上げるのです。額にうっすらと汗が浮かび始めるころ、体温は37度台に上がっています。体温が37度になるのは、入浴中から入浴後の一定の時間だけですが、日々の習慣として、その体温で過ごす時間を持つことが大事です。免疫力の向上につながるからです。

免疫は新型コロナ（COVID－19）、新型インフルエンザなど、感染症のウイルスや細菌などの病原体、そしてがん細胞といった異物から体を守る、私たちの体に生まれながらにして備わっているシステム（生体防御機構）。病原体やがんと闘ううえで、もっとも頼りになる武器になります。

免疫を担うのが、血液中の白血球で「免疫細胞」として働きます。免疫細胞には種類があり、主役はリンパ球。腸で敵を待ち構え、また血管やリンパ管を通じて全身をパトロールしています。リンパ液の流れにのって全身をめぐることから、リンパ球の名称を持ちます。免疫力は加齢で低下し、40代・50代ではピーク時の20代に比べて半減します。その日の体調によっても、上がり下がりをします。しかし、生活習慣しだいでは低下を抑えられたり、逆に回復したりします。生活習慣とは朝の日光浴、食事、睡眠・休息、運動、入浴など。なかでも食事の影響が70%《パーセント》と、私は考えています。

外科医として手術だけではがんは完治しないことに悩んだ私が、なんとか治せないかという切実な思いでたどり着いた方法、それが免疫の力を最大限に引き出す「済陽《わたよう》式食事療法」です（第2章で解説）。患者さんには併せて、長年の研究成果から導き出した、免疫細胞が働きやすい体内環境のつくり方、いわば「免疫生活」も指導しています。次に挙げるのは、その「7つの新生活習慣」です。「闘う免疫力」を持つことができるのです。

①朝日を浴びる

決まった時間に起床して室内に光を取り込み、そして朝食を摂《と》ります。朝の光と朝食で、免疫システムを支配する「体内時計」を調整（リセット）するのです。免疫システムは正常に働きだします（第2章で具体的に）。

②食事は腹八分目で、肉より魚、果物より野菜を多く摂る

満腹になるまで、けっして食べない。肉も魚も、免疫細胞をつくる材料になるたんぱく質食材。果物と野菜は、免疫細胞の活動レベルを上げる体内環境をつくります。ただ、魚や野菜のほうが、免疫細胞をより活性化する食材なのです（第2章へ）。

③1日1便・定期便

下痢でなければ「1便以上」でも良く、また最初の排便は毎日、ほぼ決まった時間が望ましい。（第3章へ）。

④1日30分の筋力ウォーキング

通勤などの日常生活のなかで、大股早足と普通歩きを3分間ずつ交互に行います。続けてではなく、細切れでもかまいません。

大股早足は筋肉を鍛えて、体温を上げます。普通歩きは血流を良くするので、免疫細胞が血流に乗って活発に全身をめぐります（第4章へ）。

⑤全身浴で37度の体温をつくる

全身浴で5分間は首までつかります。喉の奥の扁桃《へんとう》にも、リンパ球が集まって病原体と

免疫力は「若い体」の証明

「免疫生活」で新型コロナに勝つ！

「老化」を抑えることが免疫向上・維持の秘訣。
「腸を整える」「体を温める」「心を穏やかに」が「若い体」の３条件。

7つの新習慣		若い体　保つ・取り戻す
①朝日を浴びる ②食事は腹八分目、肉より魚、果物より野菜を多く摂る	→ 体内時計をリセット	●免疫システムの正常化 ●免疫細胞をつくる材料の供給 ●免疫システムの最大の敵・活性酸素の除去
③１日１便・定期便	→ 腸を整える	●腸に集結する免疫細胞（全体の70％）が強くなる
④１日30分の筋力ウォーキング ⑤全身浴で37度の体温をつくる	→ 体を温める	●血行・血流が良くなり、免疫細胞が全身をめぐる
⑥７時間睡眠 ⑦よく笑う	→ 心を穏やかに	●自律神経の副交感神経が交感神経より優勢になって、最強の免疫・ＮＫ細胞が増える

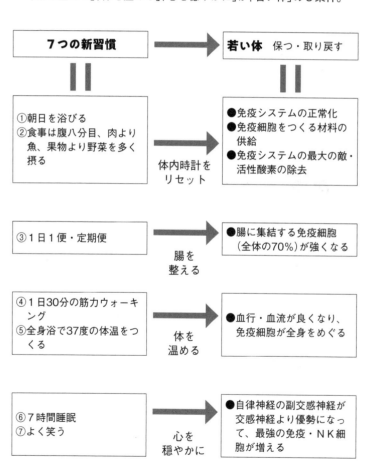

闘っています。喉が温まることで、扁桃の血流が良くなってリンパ球の働きが高まります。脇の下（腋窩《えきか》）検温で平熱が36・5度だと、免疫力は良好といわれています。（第4章へ）。

⑥7時間睡眠

夜間の睡眠時、免疫システムにかかわる自律神経（意思とは無関係に血管や腸などの内臓の働きを支配する神経）において、副交感神経が交感神経より優勢になります。このとき、リンパ球がつくられるのです。副交感神経は、心身を休ませるリラックス時に活性化します。交感神経は、逆に活動時に働きます。（第5章へ）。

⑦よく笑う

笑ってストレスを軽減し、穏やかな心をつくります。穏やかな心は副交感神経を優勢にして、リンパ球を増やします（第5章へ）。

免疫力の維持・向上の原則は、老化を抑えることに尽きます。そのために重要な3つの条件があります。1つは「腸内環境を整える」こと。2つめは、「温かい体」であること。3つめは、「穏やかな心」を保つことです。この3つの条件が体内環境として備わることで、免疫力は強化され、最凶ウイルスと闘える体に変わります。

▣「晩期がん」が消えた！——免疫の威力

新型コロナウイルスと闘う「免疫の威力」は、はたしてどの程度のものなのか。19頁の写真を見ていただきたい。2人とも「ステージⅣの晩期がん（余命半年前後と診断された人のがん。末期がんともいう）」で、黒の部分が病巣。抗がん剤投与、放射線治療などの基本治療に加えて、済陽式食事療法を取り入れたことで低下していた免疫力が向上し、がんが消えています。これが免疫の威力なのです。

私が食事療法を始めてから、すでに20年以上が経過し、1000例をゆうに超える指導を行っています。2017年に統計をとったところ、寛解《かんかい》（がんが縮小・消失していること）と改善を合わせた有効率は60・6パーセント。ほとんどが、ステージⅢ～Ⅳの進行がんや晩期がんなのです。一般的なステージⅢ～Ⅳの5年後生存率は、20パーセント未満です。

写真の治療例について、説明しましょう。

「晩期肺がん・多発肝転移・卵巣転移」の女性Aさん（当時49歳）は、2014年12月、呼吸困難によりPET（陽電子放射断層撮影。早期発見のため、特殊な検査薬でがん細胞に目印をつける）／CT（コンピュータ断層撮影）検査を受診。がん専門病院で余命宣告を受けています。抗がん剤投与とともに、食事療法を開始。隔週の化学療法、1日2000ccの済陽式野菜ジュース飲用を中心にした食事療法を実施しました。さらに月に1度、大量のビタミンC（50《グラム》）の点滴を行いました。

2ヵ月半、治療を続けたところ、病巣はほぼ消失（寛解状態）しています。

「広範に浸潤した左肺がん」の男性Bさん（当時75歳）の場合、総合病院で肺がんが動脈にまで広がっているために「手術はできない」といわれ、2010年9月にPET／CT検査を受診。やはり、抗がん剤投与とともに、済陽式野菜ジュースを中心にした食事療法を始めました。翌年7月、12《センチ》もあったがんの4分の3が消え、その翌年2月には、治癒の状態になっていました。

「体温は、目に見える免疫力」と冒頭で述べていますが、確かな数値を示しているわけではなく、体の状態を知るうえでの目安にすぎません。残念ながら、免疫の力を簡単に測定できるツールはいまのところありません。

がんに対する免疫力の強弱は、私は全白血球と、そのなかでもがん退治に大きく貢献し

晩期がんが消えた！

卵巣転移がん治癒

野菜ジュースとビタミンCの大量点滴

改善前

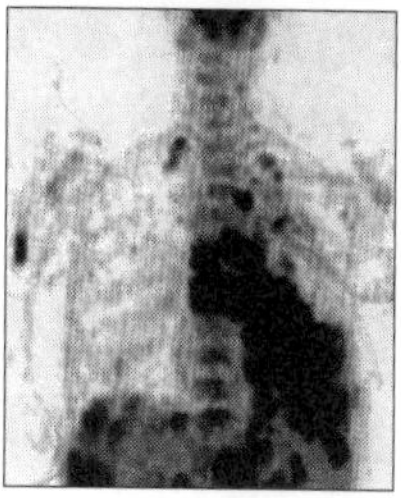

治療後

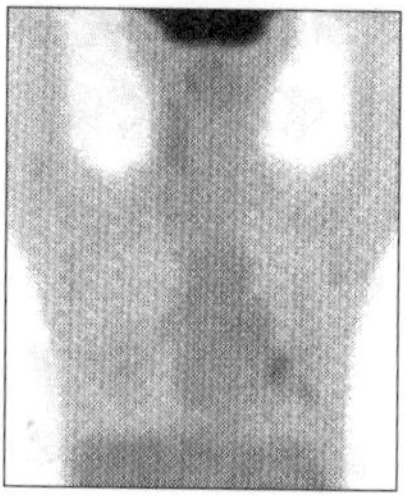

女性・Aさん（当時49歳）

10cmの晩期左肺がんと転移した4cmの多発肝がん・6cmの右卵巣がんが2ヵ月半で治癒。抗がん剤治療に加えて、野菜ジュースの大量飲用とビタミンCの大量点滴を実施。

肺がん消失

食事療法+抗がん剤・放射線治療

改善前

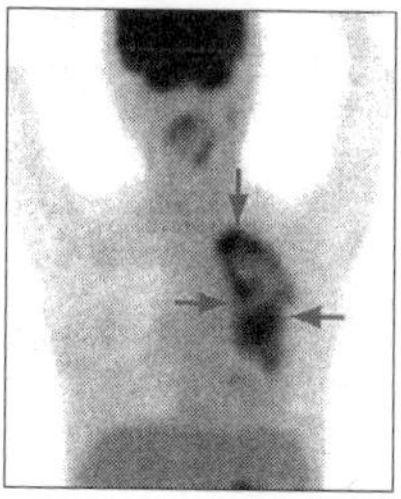

治療後

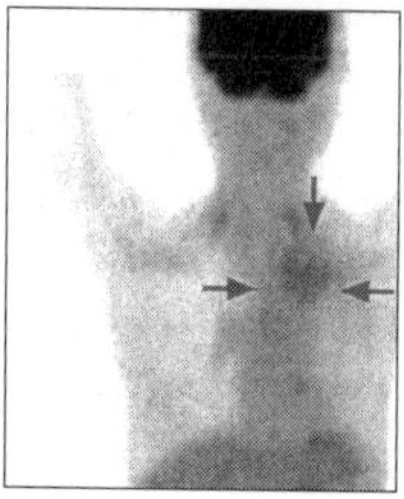

男性・Aさん（当時75歳）

肺がん（左）が動脈にまで広がっていて手術不可能の宣言。1年半後、治癒の状態に。

てくれるリンパ球の数から判断しています。健康な人の正常値は血液1《マイクロリットル》（100万分の1ℓ）あたり、白血球が4000〜8000個、リンパ球が1500個以上です。ところが、がん患者さんの大半は、この値を下回っています。

私は晩期がんで抗がん剤治療を受けた患者さんのリンパ球を調べ、統計をとったことがあります。その結果、がんを克服して生存している人のリンパ球の数は、平均1397個。正常値まで戻らなくても、75歳のBさんのがんが消えたのですから、免疫の威力はすごいのです。逆に、死亡してしまった人のリンパ球数は、平均723個しかありませんでした。リンパ球が700個程度まで減少すると、免疫力が著《いちじる》しく低下して、治療中に肺炎などの感染症にかかって命を落とすケースもみられます。乳がんの闘病中に、新型コロナに感染して亡くなった女優の岡江久美子さんは、このケースかもしれません。

紹介例の患者さんは、免疫力が回復したからこそ、晩期がんを克服できたのです。免疫力が低下していては、がんの3大療法（手術・抗がん剤・放射線）を行うことすら困難になる例も珍しくありません。こうした状態では、がんに勝つどころか闘うこともできません。がんの患者さんは、免疫力低下の改善が最優先課題となります。健康な人のがん予防でも、まず意識しなければいけないのは、免疫力の維持・向上なのです。

新型コロナの治療に有効な薬剤や、予防のためのワクチンはまだありません。だからこそ、免疫力を高めることの重要性が叫ばれています。がんも新型コロナも、闘う免疫細胞に違いはなく、「風邪をひきやすい人は、がんになりやすい」のです。新型コロナにも新型インフルエンザなどの感染症にも同じことがいえ、逆に、「感染症に勝つ人は、がんにも負けない」といえるのです。

■敵を食べる・破壊する・無毒化する

免疫システムは、ウイルスや細菌などの病原体を侵入させない防御と、侵入した敵と闘う攻撃からなっています。さらに、攻撃は第1次・第2次と2段構えになっています。

第1次戦闘部隊の主力は、リンパ球のナチュラルキラー（NK）細胞。NK細胞は全身をパトロールし、ウイルスやがん細胞を見つけ出して攻撃・殲滅《せんめつ》します。第2次戦闘部隊の主力はやはりリンパ球のキラーT細胞で、ウイルスに感染した細胞やがん細胞を破壊してしまいます。

ウイルスは皮膚や目、鼻、口、膣、尿路などの粘膜から侵入します。粘膜面に存在する免疫物質が防御します。防御を突破したウイルスは細胞に入り込み、増殖します。これが感染です。

侵入してきたウイルスに攻撃を仕掛けるのが、免疫細胞です。免疫細胞は、大きく3つのグループに分けられます。

第1のグループは、免疫細胞のなかでもっとも大きい単球。アメーバのような形状をしている、マクロファージと樹状《じゅじょう》細胞です。

マクロファージは侵入してきたウイルスや細菌だけでなく、体内で死んだ細胞、がん細胞、老廃物などの異物まで敵として食べまくることから、貪食《どんしょく》細胞・大食細胞といわれています。樹状細胞も捕食しますが、その目的は敵の目印（抗原＝免疫反応を起こさせるたんぱく質などの物質）を手に入れ、その目印を第2グループのT細胞に教えることにあります。攻撃を指示する司令塔の役割も果たします。樹状細胞は名称のとおり、枝のような突起（樹状突起）を周囲に伸ばしているのが特徴です。

第2のグループは、血流やリンパ液の流れにのって働くリンパ球です。NK細胞、T細胞、B細胞です。

免疫システムは2段構え

免疫細胞の種類と役割

免疫細胞は白血球。３つのグループに分かれる。

自然免疫（第１次戦闘部隊）

●**単球**（もっとも大きな白血球）

樹状細胞
（じゅじょうさいぼう）
ウイルスの目印をヘルパーT細胞に教える

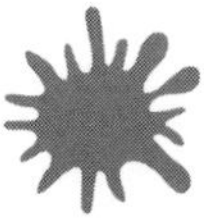

マクロファージ
ウイルスや異物を大食いするので「貪食細胞」という。

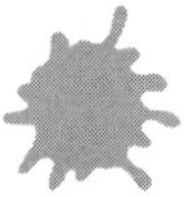

●**リンパ球**

NK（ナチュラルキラー）**細胞**
体内を自由にめぐり、ウイルスに感染した細胞、がん細胞を見つけしだい攻撃・破壊する。

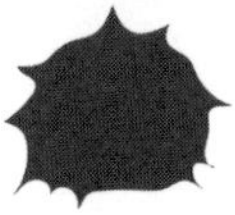

獲得免疫（第2次戦闘部隊）

●**リンパ球**

T細胞

①ヘルパーT細胞
樹状細胞からの情報を受けて、B細胞に抗体の作製を指示。第２次戦闘部隊の司令塔。

②キラーT細胞
ウイルスに感染した細胞。がん細胞を破壊。「殺し屋」の異名を持つ。

B細胞
ヘルパーT細胞からの情報により、敵の性質に応じた抗体をつくって病原体を無力化する。

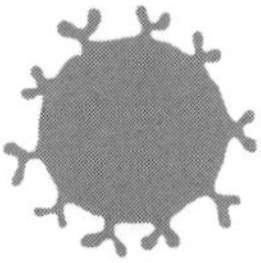

NK細胞は樹状細胞からの指示を必要とせず、ウイルスに感染した細胞やがん細胞を発見すると攻撃を仕掛け、破壊します。単独で自由に動き回って攻撃できるため、「生まれつき（ナチュラル）の殺し屋（キラー）」という名称を持ちます。

T細胞には、きょうだいのヘルパーT細胞、キラーT細胞などがあります。

ヘルパーT細胞は樹状細胞から目印の情報を受け取り、司令塔として攻撃の戦略を立ててキラーT細胞とB細胞に指令を出します。殺し屋の働きを持つキラーT細胞は、ウイルスに感染した細胞やがん細胞を壊します。

B細胞は、抗体をつくります。抗体は病原体が体内に侵入したとき、対抗する物質としてつくられたたんぱく質の一種です。つくられた抗体はウイルスの目印となる抗原に結合して、ウイルスを無毒化します。

第3のグループは、殺菌作用のある顆粒《かりゅう》を持つ顆粒球などです。顆粒球には好中球《こうちゅう》などがあり、おもに殺菌処理を受け持ち、処理したあとは膿をつくります（化膿性炎症）。通常、リンパ球や単球の反応を免疫といっています。

マクロファージ、樹状細胞、NK細胞は敵を発見するとすぐに攻撃を仕掛けます。生まれながら細胞自体に備わっている「自然免疫」という免疫機能で、第１次戦闘部隊を編制します。

Ｔ細胞、Ｂ細胞は第２次戦闘部隊を編制し、敵の性質を分析してから闘います。「獲得免疫」といい、侵入してきたウイルスに感染することで、後天的に得られる免疫機能です。

笑えば、「殺し屋・ＮＫ細胞」がパワーアップ

第１次戦闘部隊の自然免疫は、ウイルスが侵入して数分から数時間のうちに発動します。自然免疫が強力であれば、この段階で新型コロナを制することができるのです。

破壊力が高く、最強とされる主力のＮＫ細胞の働きが活発だと、新型コロナや季節性インフルエンザなどの感染症やがんになりにくい体になります。また、新型インフルエンザの感染予防も期待されます。

諸説ありますが、50億個もあるとされるＮＫ細胞は、「がんの芽」を厳しく監視・排除するうえで、重要な役割を果たしています。がんの芽は、遺伝子の傷です。体には約３万

個の遺伝子があり、細胞が生まれ変わるたびに複製されています。毎日、1兆個も生まれ変わって遺伝子情報が複製される際に、エラーが生じて傷つくことがあるのです。また、有害物質などによっても傷がつき、遺伝子の傷は1日に1つの細胞あたり1万〜100万ヵ所も発生すると考えられています。

がん細胞ができる発端は、遺伝子に傷がつくことにあります。ところが、遺伝子の傷のほとんどは特別な酵素の働きによって修復されます。

問題は、酵素の修復をすり抜けた細胞です。暴走して、必要以上の増殖を始めます。これががんの芽と呼ばれるもので、およそ1日に3000個もあります。しかし、酵素とNK細胞をはじめとするリンパ球によって二重の監視・制御を受け、ほとんどが排除されています。

自然免疫の戦闘能力は、すなわちNK細胞の戦闘能力でもあります。すなわちNK細胞の働きを活発にしてウイルスやがんに強い体をつくるには、NK細胞そのものをパワーアップさせたり、NK細胞が働きやすい体内環境を保ったりする必要があります。冒頭に挙げた「免疫生活・7つの新習慣」がまさに、NK細胞の能力を増強する日常の心がけなのです。

最強の「ＮＫ細胞」を元気にする

「快腸」と「笑い」が秘訣

ＮＫ細胞が活発な体は、感染症やがんになりにくくなる。

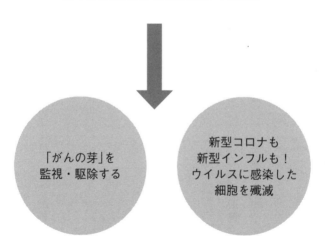

自在に単独行動。「生まれつきの殺し屋」の異名を持つ。
第１次戦闘部隊（自然免疫）の主力。

「がんの芽」を
監視・駆除する

新型コロナも
新型インフルも！
ウイルスに感染した
細胞を殲滅

とくに心がけたいのは、「快腸」と「笑い」です。

腸には1000種類、100兆個もの腸内細菌が共生しています。いわゆる善玉菌と悪玉菌、そして日和見《ひよりみ》菌です。善玉菌は健康維持や老化抑制などに良い影響がある菌で、乳酸菌、ビフィズス菌はその代表的な菌。悪玉菌は体に悪い影響をおよぼす菌で、有毒株の大腸菌などがあります。日和見菌は健康なときはおとなしくしていて、体が弱ったりすると悪い働きをする菌で、無毒株の大腸菌などです。

NK細胞を活発化させるには、善玉菌を増やします。善玉菌が棲みやすい腸内環境にするのです。「1日1便以上」と善玉菌の「餌」になる食材を日常的に摂ることが大事です。餌は納豆、ヨーグルトなどの発酵食品と、食物繊維を多く含む野菜などです。

笑いも重要です。笑いと免疫力の関係を研究する伊丹仁朗《いたみじんろう》医師(すばるクリニック院長)によれば、笑うことで情報伝達物質（神経ペプチド）が活発につくられ、血液やリンパ液を通じて全身をめぐります。そして、NK細胞の表面に付着して、NK細胞を活発化させるのです。とにかく笑うことを、心がけましょう。

自然免疫の第1次戦闘部隊は外敵のウイルスや感染細胞を見つけたら、その場で殲滅してしまいます。自然免疫だけでウイルスを制することができれば、新型コロナも症状が出る前に撃退できるのです。そのためにも、日々、NK細胞の能力増強を怠ってはいけません。

■免疫力は「投手の直球」のごとく

自然免疫でウイルスを排除できなかったら、第２次戦闘部隊のT細胞とB細胞からなる獲得免疫の出番です。ただし、発動まで数日間も要します。

獲得免疫は自然免疫隊が外敵によって突破されたときの備えとして闘いますが、闘うのは必ず感染して症状が出たあとです。自然免疫隊だけで敵を排除するほうが良いのは、このためなのです。

B細胞は、前述したようにヘルパーT細胞から受け取った敵の情報をもとに抗体をつくり出します。一度ウイルスに反応すると敵を記憶することができるので、同じ病原体が再度侵入したとき効果的に攻撃できます。いわゆる「免疫ができる」状態をつくり、一度かかった病気にかかりにくくします。

感染する人としない人、感染しても発症しない人、軽症ですむ人、重症化する人がいます。それはなぜか。免疫力の違いにあるのです。

免疫機能も運動能力や視力のように、加齢とともに衰えていきます。「免疫老化」といわれています。加齢で機能が低下するのは、自然免疫より獲得免疫のほうが著しいことがわかってきました。T細胞は心臓の前に位置する胸腺《きょうせん》、B細胞は骨髄に存在する血液のもととなる造血幹細胞からつくられます。ところが、胸腺も骨髄も加齢により萎縮してしまいます。そのために、機能が劣弱化したT細胞、B細胞が生まれ、免疫の低下が起こるのです。

免疫力の低下は、あらがえない自然の事象です。20代のころのパワーは戻ってこないのです。大事なのは、免疫機能の老化を抑え、持てる免疫力をフルに発揮できる状態にすることです。野球の投手の直球に、たとえることができます。「ボールが伸びてくる」「ボールが手元で浮かび上がる」と評される投手がいます。地球には引力があるので、投げられたボールは放物線を描きますから、ボールは伸びたり浮かび上がったりはしません。それなのに、なぜそう感じるのか。投手の手から離れるときの初速と、ホームベース上を通過するときの終速の差が小さいからなのです。

免疫細胞は、どこでつくられる？

T細胞は「エリート細胞」？

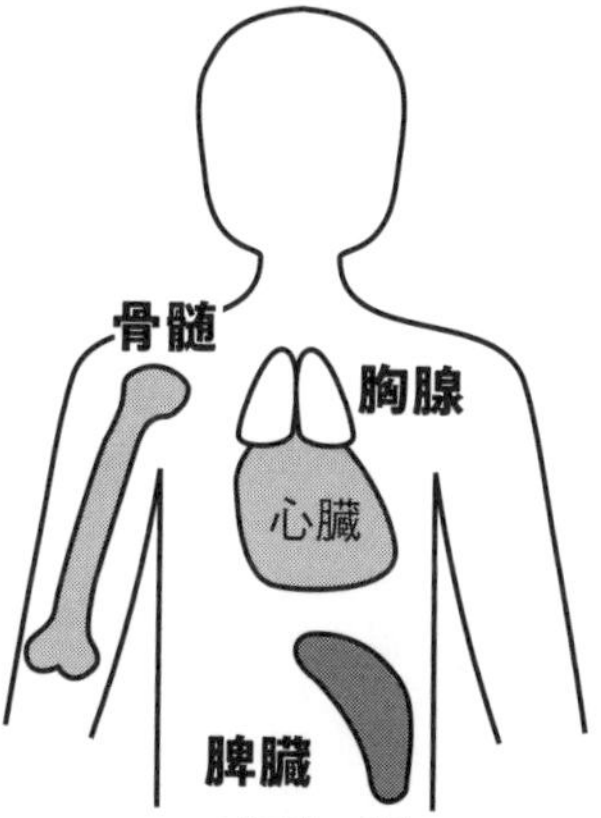

免疫細胞は、赤血球や血小板などの血液細胞と同じく、「骨髄」でつくられる。
ただ、T細胞だけは生まれは「胸腺」になる。

胸腺と免疫老化

骨髄でつくられたT細胞の元になる細胞（前駆〈ぜんく〉細胞）が胸腺に移住し、教育を受けてT細胞に成長する。95%ほどは落ちこぼれる。成長したT細胞は胸腺を出てその後、B細胞とリンパ節や脾臓で出合う。

T細胞とB細胞は協力し合って敵を攻撃する。
胸腺は思春期ころに最大となるが、成人後は1/2程度に縮小する。そのために、T細胞のパワーが低下する。これが免疫老化。

免疫力もボールのスピードと同じようなもので、初速と終速の差が大きければ、獲得免疫は老化が進んでいてウイルスに感染しやすい、ということになります。伸びるボール、浮き上がるボールは老化が抑えられた獲得免疫の力で、これが「免疫力は高まる」「免疫力が上がる」ということなのです。

がんを消した75歳のBさんがまさにそう。食事療法によって免疫の老化を抑えたことが終速のアップ、つまり免疫力の回復につながったのです。

獲得免疫が低下することで、新型の感染症、新型のインフルエンザにかかりやすくなります。獲得免疫の老化を抑えて、機能を活性化させるには、「腹八分目の食事」、老化を抑える3大抗酸化ビタミン（次章で説明）の「A・C・E（エース）」を意識して摂ること、そして「適度な運動」が大事です。

リンパ球など免疫細胞の70パーセントは、おもに小腸のパイエル板（大腸につながる回腸にある）という組織に集結しています。腸内細菌が免疫細胞と相互に作用しながら、免疫力のコントロールに関与しています。これを「腸管免疫」と呼んでいます。

免疫細胞は腸内で、侵入してきた病原体を見つけて攻撃する能力が鍛えられます。そして、血液やリンパ液にのって全身をパトロールします。免疫力の高さを維持できるかどうかは、腸での免疫細胞の訓練しだいというわけです。つまり、腸内環境を整えることが、免疫力の低下を抑えることに直結するのです。

免疫細胞は喉の左右の後部にある扁桃（口蓋《こうがい》扁桃）にも集まっていて、鼻や口からのウイルスの侵入を最初の関門として阻止します。

■免疫力が低下している人

口内炎によくなる、疲れやすい。免疫力の低下を示すサインです。免疫システムはとてもデリケートで、ちょっとした生活の乱れでその機能を低下させます。しかし、体は「免疫アラート」として、すぐに変調・不調を示してくれます。免疫力の低下につながる生活の乱れがないかどうか、チェックしてみましょう。放置していると、新型コロナに負けてしまいます。

乱れた生活とは、どのようなものか。「免疫生活・７つの新習慣」の裏返しとなります。

いずれも改善策は次章以降、順を追って説明します。

①不規則な生活

免疫システムは、体内時計に支配されています。生活リズムが乱れると免疫低下につながり、体や心にいろいろな変調・不調が現れます。夜間勤務など不規則な生活を余儀なくされるシフトワーカー、たとえば看護師などは乳がんのリスクが高まります。シフトワーカーの生活習慣の改善については、次章で触れます。

②偏食、過食、野菜をあまり食べない食事

栄養バランスの悪い食事は、免疫力に悪い影響を大きく与えます。過食、野菜不足は免疫細胞を傷つけ、老化を早める毒素の「活性酸素」を大量に発生させます(次項で解説)。過食による肥満も、免疫機能の変調につながることがわかっています。

③下痢をよくする

便秘と同じく、免疫細胞が集結する腸の不調を表しています。

④運動をあまりしない、あるいは激しい運動をする

適度な運動は血流を良くするので、免疫細胞がスムーズに全身をめぐります。激しい運動は、活性酸素の大量発生源になります。

免疫力低下のサイン

免疫生活を実践しよう！

□朝食をほとんど摂らない

□生活が不規則だ

□疲れが残る

□あまり運動をしていない

□風邪をひきやすい

□よく便秘や下痢になる

□口内炎ができやすい

□よく口唇ヘルペスになる

□疲れると帯状疱疹が出る

□気分が落ち込みやすい

□よく眠れない

□喫煙の習慣がある

※あてはまる項目が多いほど、免疫力は落ちている。

⑤冷え性、平熱が低い

冷え性は血流が悪いことで起こるので、免疫細胞や栄養素が体のすみずみまで行き渡らなくなります。低体温は、平熱が36度以下。体温が1度下がると、免疫力は30パーセント低下します。35・5度は、がん細胞がもっとも繁殖する体温といわれています。適度な運動で筋肉を鍛えて、筋肉量の維持・向上を目指しましょう。筋肉量が多くなると、体温は上がります。また、シャワーではなく、体が温まる全身浴を励行します。

⑥睡眠不足気味

免疫細胞は夜間、睡眠中に増えます。そのために、7時間程度の睡眠が必要と考えられています。また、立ったり座ったりしている間は、重力に逆らって血液を送らなければなりませんが、体を横たえているときは、心臓と全身がほぼ同じ高さになり、無理なく血液を送ることができます。そうなれば、全身に免疫細胞を行き渡らせることができます。心臓を休ませることも重要なのです。

⑦強いストレスを感じている

ストレスも、活性酸素の大量発生源になります。

そのほか、喫煙、過飲、食材の加工や保存に使われる食品添加物の摂りすぎも、免疫力の低下につながります。

■「活性酵素」が最大の敵

免疫システムの最大の敵は、活性酸素です。活性酸素は大食い・早食い、喫煙などの不適切な生活習慣によって生じる毒性の酸素。

活性酸素の過剰な発生は、細胞を酸化させて傷つけます。細胞の酸化は老化を早め、生活習慣病をはじめいろいろな病気の要因になります。体には活性酸素の傷害から細胞を守る、抗酸化防御機構というシステムが備わっていますが、発生した活性酸素の量がこのシステムの能力を上回った状態を、「酸化ストレス」といいます。

免疫低下による代表的な病気のがんも、活性酸素による酸化ストレスが最大の要因になっています。

活性酸素は本来、体に有用な物質で、免疫細胞のマクロファージは活性酸素を武器にして、ウイルスや細菌を退治します。消毒薬のオキシドールは、活性酸素の殺菌力を利用しています。

一方で、呼吸によって取り込まれた酸素の数%は化学変化を起こし、毒性を持つ活性酸素に変わります。活性酸素はエネルギーがつくられるときに発生し、とくに酸素を多く消費する脳や肺に多く生まれます。昼間の活動時間帯に、大量発生します。

ストレス、大食い・早食い、過飲、喫煙、激しい運動が活性酸素の五大発生源です。

体はストレスを受けると、負けまいとして腎臓の上にある副腎から、ストレスホルモンのコルチゾールを分泌します。このとき、血管が収縮して一時的に血流を悪くします。収縮がとけて血液が勢いよく流れると、活性酸素が大量に発生します。

食べすぎは、体が食べた分だけエネルギーをつくろうとするので、活性酸素を大量に発生させます。食べ物やアルコールは腸や肝臓での分解・解毒といった代謝過程で、活性酸素を生み出します。

たばこに含まれる多くの有害物質が煙とともに体内に入り込むと、マクロファージがそれを除去するために活性酸素をつくります。たばこにも、活性酸素の一種の過酸化水素が含まれています。

最大の敵・「活性酸素」を生む５つの習慣

いつの間にか「老けた人」に！

活性酸素による細胞の酸化は、老化の最大要因。
細胞の働きが弱り、代謝が落ちていく。
肥満やがん、糖尿病などの生活習慣病を引き起こす。

食べすぎ

酒の飲みすぎ

激しい運動

精神的ストレス

喫煙

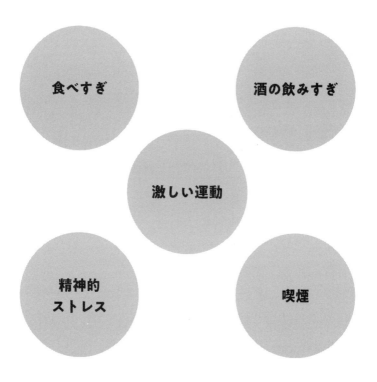

激しい運動は呼吸量が多くなるので、大量の活性酸素が発生します。
大気汚染、紫外線、食品添加物、農薬、放射線、電磁波も活性酸素を生む原因になります。活性酸素は、細胞膜などの体内の脂質を酸化させて万病のもとになる「過酸化脂質」をつくります。まるで鉄が錆びるように、細胞を錆びつかせてしまうのです。錆びついた細胞は、エネルギーをつくる能力が減退します。となると、体温が下がりますから、免疫力も低下します。揚げてから時間を経たフライやから揚げなどの衣は、過酸化脂質のかたまりです。

体には酸化を防ぐシステムが備わっていて、活性酸素を消去する何種類かの消去酵素が存在します。生命に直結する心臓の細胞内には、消去酵素コエンザイムQ10が大量に集中しています。肺、肝臓、腎臓、膵臓も守備範囲です。最強の消去酵素は、肝臓や筋肉に分布するグルタチオンです。全身の細胞内には、SOD（スーパー・オキサイド・ディスムターゼ）が存在します。酵素を多く持つ細胞は、がん化しにくいのです。逆に、少ないと細胞は傷つけられて、がんの芽を大量に発生させます。細胞分裂のスピードが速い精巣、卵巣、皮膚、白血球の免疫細胞、髪の毛などの細胞は、格好の標的になります。

消去酵素は、いずれも40歳前後から急減します。でも、心配はいりません。酵素の不足は、いろいろな食材から抗酸化物質を取り込むことで補えます。抗酸化物質は、活性酸素を無毒化します。代表的なのは、ビタミンA・C・Eです。ほかにも、野菜や果物に特有なポリフェノールなどがあります。ポリフェノールは、ほとんどの植物に存在する苦味や色素の成分です。

抗酸化物質を意識して摂ることで酵素の不足は十分に補え、活性酸素の脅威が軽減できるのです。ここではひとつだけ簡単な軽減法を紹介しましょう。それはよく噛んで食べることで、唾液の分泌を盛んにすることです。唾液には、活性酸素の毒を中和する働きがある酵素（ペルオキシダーゼ）が含まれています。私は毎朝、通勤時に緑茶に浸した根こんぶをしゃぶり、唾液の分泌を促しています。

▣「内臓脂肪型肥満」の人は、新型コロナに負けやすい

もうひとつ、免疫システムには大きな敵があります。「内臓脂肪型肥満」です。その象徴が、いわゆるお腹ぽっこりの中年太り。内臓脂肪型肥満が免疫老化を加速させ、いろいろな病

気の要因になります。

内臓脂肪は、男性に多い体脂肪のひとつ。胃の下端部から腸の前に垂れ下がる大網《だいもう》や、大腸・小腸を支えて保護する腸間膜《ちょうかんまく》にべっとり付着します。脂肪がたくわえられた脂肪細胞から、若さを保つホルモンのアディポネクチンが分泌されます。内臓脂肪が増えすぎてくると、アディポネクチンの分泌が減少します。その結果、体は老化が進んでいきます。

内臓脂肪は脳卒中や心筋梗塞、糖尿病、そしてがんなどの生活習慣病の引き金になります。血圧や血糖値を上げる、血液をドロドロにする、インスリンの効きを悪くするといった悪玉物質が内臓脂肪から分泌されるからです。

血糖値を抑えるホルモンのインスリンは効きが悪くなると、膵臓から多量の補給を得て濃度を上げます。濃度が上がったインスリンは、がん細胞の増殖を促すのです。大腸がん、肝臓がん、膵臓がん、腎臓がん、子宮体がん、そして乳がんを発症しやすくなります。繰り返しますが、がんは免疫力低下の象徴的な病気です。

内臓脂肪は、生活習慣を反映しています。偏《かたよ》ったり乱れたりしている食生活、そして運動不足などは内臓脂肪を溜め込む悪習慣。当然、改善しなければなりませんが、いますぐに止めなければならないのが、喫煙と過度の飲酒です。喫煙は糖や脂質の代謝を阻害して血糖や脂質の数値を上げ、内臓脂肪が増える原因になります。女性の喫煙は脂肪燃焼を促す女性ホルモンの働きを弱めるため、内臓脂肪を増やしてしまいます。

肥満には女性に多い「皮下脂肪型肥満」がありますが、免疫力に直結するのは内臓脂肪型肥満。新型コロナに負けやすい体なのです。

内臓脂肪は、つきやすく落としやすいのが特徴。落とす方法はいたって簡単で、「免疫生活・７つの新習慣」と次章で解説するゆるやかな「済陽式食事療法」でお腹ポッコリ解消します。

第２章

免疫細胞を元気にする食べ方

老化を徹底的に抑えて、若々しく！

▣「命を守る食材」32品目

がんになる人には、「肉食中心・野菜不足・塩分過多」といった共通の食生活があります。がんになる人は免疫力が弱い人でもあるのですから、デリケートな免疫システムは、食生活に大きく影響されるのです。済陽式食事療法の研究から精選した、32品目のいわば「命を守る食材」を中心にして、多種多様な食材を組み合わせる食事で、免疫細胞が活性化し、免疫システムは増強されます。


壊れやすい免疫システムを、食事で強力にするために必要なポイントは、3つあります。

1つめは、強い免疫細胞をつくること。

2つめは、免疫機能を高めること。

3つめは、免疫細胞が働きやすい体内環境をつくること。

働きやすい体内環境というのは、前章で挙げた健康な腸、温かい体、穏やかな心です。

この3つについては、第3章以降で説明します。

命を守る食材

免疫力を高める32品目

特別なものはなく、日ごろ口にしている食材ばかり。

1. 免疫細胞をつくる・元気にする

●たんぱく質はすべての細胞の材料

①鶏　②卵 ③豆腐

●老化を抑える抗酸化食材

④ぶどう　⑤玉ねぎ　⑥緑茶　⑦ごま　⑧にんにく　⑨キャベツ
⑩ブロッコリー　⑪にんじん　⑫トマト　⑬赤パプリカ　⑭かぼちゃ
⑮鮭　⑯じゃこ　⑰レモン　⑱牡蠣　⑲大根

2．腸を整える

●腸内善玉菌を増やし、1日1便を促す食材

⑳ヨーグルト　㉑こんぶ　㉒りんご　㉓椎茸

3. 体を温める

●体温を上げる食材

㉔玄米 ㉕蜂蜜 ㉖酢

●血行・血流を良くする食材

㉗オリーブ油　㉘ごま油　㉙青魚　㉚納豆

4．心を穏やかにする

●ストレス緩和、不眠解消の食材

㉛じゃがいも　㉜カモミール

では、何を食べれば良いのか。

１週間で32品目。私が推奨する命を守る食材です。特別な食材ではなく、どれも日常でおなじみのものばかりです。穀物、肉、魚介、野菜、果物、種実、豆、きのこ、いも、海藻、卵、乳製品、油脂、飲料、調味料の15種の食材群から選んでいます。

この精選32品目は、拙著『40歳からは食べ方を変えなさい！』（三笠書房・２０１３年）で、代謝を正常化して生活習慣病を予防・改善する食材として推奨した30品目を基本にしています。免疫力の維持・向上の視点で編《あ》み直したものです。

それぞれの食材の栄養の個性が相乗効果をもたらし、免疫システムを強力にします。食材には、３つのポイントすべてを満たすものが多々あります。例外もありますが、ほとんどの食材は週に２、３回程度は食べられるものばかりです。なかには、食べる回数を制限する食材があります。食べすぎると、逆に免疫力を低下させる一因になるからです。

食事はいつ摂るのか、朝昼夕の食事量の配分は、といった食習慣のあり方も免疫力向上に不可欠です。この章では、32品目の食材の栄養素が効率よく摂取できる食習慣にも言及していきます。また、32品目それぞれの代わりになる食材にも触れていきます。

32品目の命を守る食材は、済陽式食事療法の研究を基にして精選しています。

済陽式食事療法

食べた、飲んだ、がんが消えた！

（がん治療中の場合）

①塩分を無塩に近づける
再発予防の人は５ｇ、治療中の人は無塩を目指す。

②４足歩行動物の肉・脂肪は摂らない
治療を始めたら、牛･豚･羊などの４足歩行動物の肉は半年から１年は厳禁。

③新鮮な野菜と果物を大量に摂る
野菜・果物に豊富な抗酸化物質・ポリフェノールを活用。
素材は有機栽培、無農薬にこだわる。

④胚芽を含む穀物、豆、いもを摂る
白米を玄米に、食パンは全粒粉のパンに替える。

⑤乳酸菌、海藻、きのこを摂る
１日に300ｇのヨーグルトを食べる。
海藻を積極的に、少量でもきのこは1日1回摂る。

⑥レモン、蜂蜜、ビール酵母を摂る
毎朝のレモンジュースを実践。ビール酵母はエビオス錠など。

⑦食用油はオリーブ油、ごま油に
どちらも酸化しにくい。ごま油は風味づけに活用。

⑧自然水を飲む
水道水には消毒用の塩素が入っている。
ペットボトル入りか浄水器使用の安全な水を使うようにする。

この食事療法は、正式には「栄養・代謝療法」といいます。栄養とは、生きるために摂り入れる食材や水、酸素とそれを活用した老廃物を排泄するまでの営みを指します。また、代謝は、摂り入れた食材、水、酸素が体内で使われるときの物質の変換、交代のことで、つまり、栄養素を効率よく消化・吸収したり、エネルギーを生んで消費したりすることです。人間は、代謝ができなくなると、エネルギーの産出が途絶えて死んでしまいます。

済陽式食事療法は、体内での営みや物質の変化が正常に行われることに着目した理論に基づくものです。一言でいえば、「体内のシステム改善」です。

この食事療法で、私が重要視しているのは、次の4点です。

1. 塩分の摂りすぎ
2. クエン酸回路の障害
3. 活性酸素の増加
4. 動物性たんぱく質、脂肪の摂りすぎ

クエン酸回路というのは、細胞内でエネルギーがつくられる仕組みです。塩分も脂肪も、糖質と食品添加物とともにがん細胞の餌になり、多く摂るとがんの芽がどんどん成長してしまいます。

済陽式には8つの決まりがあり、これを厳守するよう半年から1年を目途に指導しています。期限がきたら、その後は徐々にゆるめていきます。要は、その間に免疫力を高めて、がんに負けない強い体につくり変えていくのです。

■肉食の良いところ・悪いところ

免疫細胞を含むすべての細胞の材料となるのが、肉や魚、大豆製品、卵、乳製品などに多く含まれるたんぱく質です。ただし、肉食中心のように特定の食材ばかり食べるのは禁物。また、嫌いなものを我慢して食べるのもよくありません。我慢は、ストレスを生みます。ストレスは免疫システムの最大の敵で、活性酸素を大量に発生させます。

私たちの体は、おもに60〜70パーセントの水分と20パーセントのたんぱく質からできています。たんぱく質は、20種類のアミノ酸から構成されています。アミノ酸は体内で合成されますが、そのうち9種類は体内で必要量が合成されないため、食事から摂らなければなりません。これを「必須アミノ酸」と呼んでいます。

体にとって理想的な必須アミノ酸の量、組み合わせバランスを点数化したものを「アミノ酸スコア」といい、良質なたんぱく食材を示す指標になります。このアミノ酸スコアがパーフェクトな食材が鶏や牛、豚、羊などの動物性の肉。肉は免疫細胞の材料になり、そして免疫細胞に正常に働いてもらうための最高のたんぱく源なのです。とくに、牛や豚と比べて脂肪量が約半分の鶏肉が望ましい。

①鶏肉・血液をサラサラにする脂

鶏肉1食あたりの量は80〜100グラムを目安に、脂肪量が少ないといっても魚などより多いので、週3、4回までが適切です（牛や豚・羊も、適量なら合わせて食べていい）。食べる部位はおもにささみ、胸肉。もも肉なら、なるべく脂肪が多い皮は取り除きます。でも、焼き鳥の皮はうまいですからね。まあ控えめならということで。

鶏肉は血液をサラサラにする不飽和脂肪酸が豊富ですから、血液ドロドロを防ぎます。

命を守る食材①　良質なたんぱく質と脂質

鶏肉

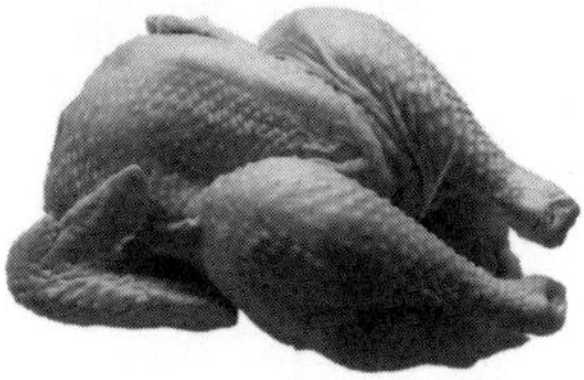

ささみ、胸肉を！

老化を抑える抗酸化物質

イミダペプチド

胸肉に豊富。疲労回復物質でもある。

健康効果（予防・改善）

- 脂質の不飽和脂肪酸に血液サラサラ効果
- たんぱく質のアルブミンは、新型コロナ、新型インフルなどの感染症予防に有効

良好な血行・血流によって、最強のＮＫ細胞が縦横無尽に全身をめぐります。

胸肉に豊富な疲労回復物質・イミダペプチドに、老化を抑える強い抗酸化作用があります。

牛、豚、羊などの四足歩行動物は適量なら、良好なたんぱく源になります。それぞれ80～100㌘の量を、合わせて週3回までに控えます。

肉に含まれるたんぱく質のアルブミンは、感染症に効果的です。牛の赤身肉には、免疫細胞の働きを活性化させる鉄や亜鉛が豊富。豚肉にも、免疫力を上げるビタミンB_1・B_2が多い。羊肉には、鉄と亜鉛が多く含まれています。ただ、過剰に食べていると、動物性たんぱく質（アニマル・プロテイン）と動物性脂肪が大腸がんや乳がんのリスクを高めます。

たんぱく質や脂肪の過剰摂取は消化不良を招き、残りかすが腸内で腐敗します。それが腸内を汚し腸の機能を低下させ、発がんリスクを高める一因になります。肉をたくさん食べた翌日は、便が悪臭を放ちます。

鶏肉を含めた動物性の肉には、飽和脂肪酸と不飽和脂肪酸という脂が含まれています。4足歩行の動物では、飽和脂肪酸の作用が勝っています。飽和脂肪酸は、動物の体内では液状を保ちますが、動物より体温が低い人間の体内に入ると凝固しやすくなって、血液ドロドロの一因になります。


脂肪は「脂《あぶら》」「油」「脂質」と、言葉が使い分けられます。人間や動物の体についた中性脂肪（エネルギー源になる）のことを、脂肪、体脂肪といいます。脂は動物由来の中性脂肪で、常温で固体です、油は植物由来のもので、常温で液体。脂質は、脂溶性《しようせい》ビタミンとか細胞膜をつくるリン脂質とか、中性脂肪だけの油脂よりも含まれる物質の範囲が広くなっています。

②卵・一生の健康美をつくる

たんぱく質の代名詞ともいえる、良質なたんぱく源が卵です。ビタミンC以外の重要な栄養素をすべて含んでいて、免疫力を高める完全食品とみなされています。

卵に含まれるレシチンという機能性成分には、血液中の中性脂肪の量を調節する働きがあり、免疫システムの敵である内臓脂肪の蓄積を抑えます。コレステロールの血管壁沈着を防ぐことから血流を良好な状態に保ちます。もちろん、動脈硬化や脳卒中、狭心症などの予防効果もあります。

卵白に殺菌力、抗酸化力が備わっていることがわかっています。抗酸化物質のメチオニンは、肝臓でのアルコールの分解に必要な必須アミノ酸で、二日酔いの薬に使われます。卵に80度以上の熱を加えると、抗酸化力が上がります。半熟のオムレツや温泉卵は、卵焼きやゆで卵より消化に優れた健康料理です。

卵は血管障害、アルツハイマー型認知症などの人生を壊す病気の予防に必要な栄養素をまんべんなく含み、病気になりにくい体をつくります。さらには、美容・ダイエット効果も期待できるため、生涯にわたって健康美を保つうえで欠かせない食材です。1日に1個は食べて良い食材です。

③豆腐・10代から始める乳がん予防

大豆も、良質なたんぱく源。古くから「畑の肉」とうたわれてきました。豆腐をはじめ納豆、味噌、しょうゆ、豆乳、湯葉、油揚げなどに利用されるほか、きなこ、大豆油などに加工され、日本人の生活に密着した大切な食材です。

大豆の栄養素は、豊富なたんぱく質がおよそ30パーセント強、脂質20パーセント、炭水化物30パーセント弱と3大栄養素がバランスよく含まれています。機能性成分も多種多様に持ちます。そのひとつのサポニンには、免疫を活性化する作用や強力な抗酸化作用があります。肥満の予防・解消、血流改善などの働きもあります。

大豆には、がん抑制効果があります。同じ効果を持つ食材のなかで、にんにくやキャベツと並んでトップクラス。乳がん、大腸がん、前立腺がんを予防します。

家《や》森《もり》幸《ゆき》男《お》京都大学名誉教授が「1日に豆腐を2丁食べれば、乳がんや前立腺がんの8割がたを予防できる」と、毎日の大豆食を推奨しています。ただ毎日、豆腐2丁はきついでしょう。豆腐のほかに、納豆、枝豆、高野豆腐、味噌、しょうゆ、豆乳と大豆製品は多種

命を守る食材②　一生の健康美をつくる

卵

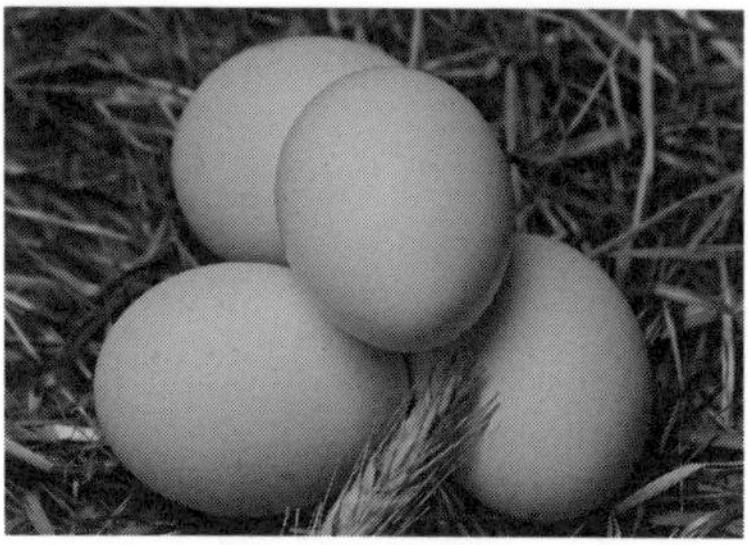

半熟の温泉卵は
ゆで卵より消化が良い

老化を抑える抗酸化物質

メチオニン

老廃物の排出を促し、代謝を高める。アルコールを分解する作用があり、「二日酔い」の薬に使われている。老化を抑え、生活習慣病を予防するスーパー・アンチエイジングフード。

健康効果（予防・改善）

- 悪玉コレステロールの血管壁沈着を防ぎ、血流を良くする動脈硬化、脳血管障害や認知症、心筋梗塞などを予防
- 内臓脂肪の蓄積も抑える

命を守る食材③　トップクラスのがん抑制食材

豆腐

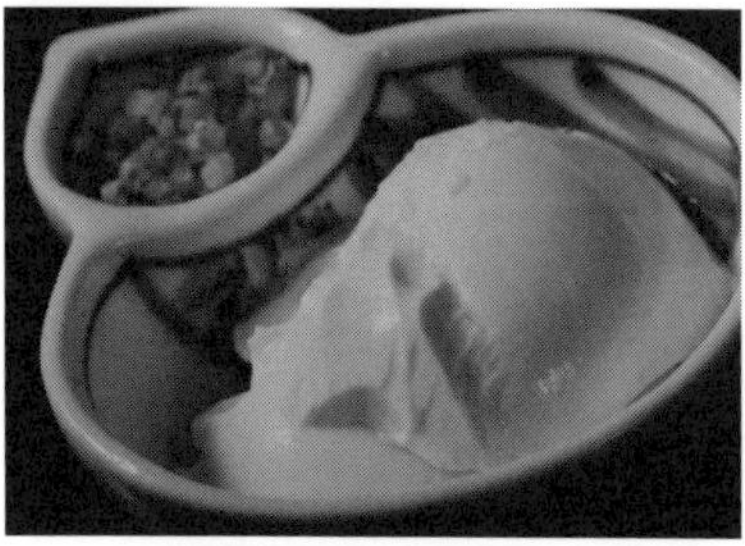

大豆は「畑の肉」で
良質なたんぱく源

老化を抑える抗酸化物質

サポニン

免疫を活性化する作用や血流改善、肥満防止の働きもある。大豆製品の代名詞のイソフラボンも。

健康効果（予防・改善）

- 乳がん、大腸がん、前立腺がんを予防

多様ですから、意識してふんだんに摂るように心がけたいものです。

アメリカ栄養士会は「乳がん予防に大豆を摂取するには、10代がとくに大事な時期」と指摘しています。10代の娘さんを持つお母さんは、食生活に大豆製品を多く取り入れましょう。

■1週間で7色——上手な野菜の食べ方

免疫細胞の機能を低下させる代表的な要因は、活性酸素とがんの餌になる糖質と塩分の摂りすぎです。

なかでも、活性酸素はがんや生活習慣病、花粉症をはじめとしたアレルギーなど、世の中の病気のおよそ90パーセントにかかわっていて、まさに免疫システムを破壊してしまう毒素です。

しかし、野菜の持つ力がその毒素を無毒化、あるいは消してくれるのです。

エネルギーがつくられる際に発生する活性酸素は、生きているかぎり、その発生は避けられません。体は本来、活性酸素の消去酵素を持ちますが、40歳前後から分泌量が減ります。その不足を補うのが野菜などの食材に豊富な抗酸化物質で、活性酸素を無毒化・消去します。

抗酸化物質は、機能性成分の「フィト（ファイト）ケミカル」です。「フィト」は植物を、「ケミカル」は化合物を意味します。皮と皮周辺に多く含まれる苦みや渋み、えぐみ、そして色素、香りなどの成分です。その数は1万種類以上、といわれています。

抗酸化作用による老化抑制、代謝の促進、脳機能の強化などいろいろな健康効果を持つことから糖質、脂質、たんぱく質、ビタミン、ミネラル、食物繊維に次いで「第7の栄養素」とも呼ばれています。

免疫細胞が、多種多様なフィトケミカルによって健康に機能していることもわかってきました。大きくポリフェノール、硫黄《いおう》化合物、カロテノイド、多糖類、テルペン類の5つに分類されます。解説は次項に譲りますが、多糖類、テルペン類については4、5章で触れます。

野菜は「赤・橙・黄・緑・紫・黒・白」と7種類の色（レインボーフード）に分けられます。それぞれ香りや苦みに個性があり、特有の効能を持つフィトケミカルが含まれています。1日に5色を目安にし、色で分けて食べれば偏りがなくなります。1週間単位で7色すべてを摂るようにすれば、習慣にするのは簡単です。毎食、摂るようにします。食べる量は、1日に少なくとも両手盛りいっぱい（350グラム以上）。

栄養素や酵素を壊さずに摂るには、生がベスト。汁物、蒸し物、煮物だと多くの量が摂れます。とくに、フィトケミカルが多く含まれている皮、へた、茎の部分や切れ端を煮出すスープ（ベジブロス）をすすめます。

フィトケミカルは、果物にも多種多様に含まれています。果物はできるだけ、朝に食べます。

果物に含まれる果糖は即効性のあるエネルギーなので、食べると活動のスイッチが入ります。しかし、夜だと通常は寝るだけですから余ったエネルギーになり、中性脂肪となって溜め込まれます。内臓脂肪型肥満につながるので、食べる量に注意しましょう。フィトケミカルは、果物より野菜で摂るのが望ましいのです。

野菜も果物もジュースにすれば、一度にたくさんの量が摂れます。飲む量は、朝に200ミリリットルが目安です。つくる際にはミキサーではなくジューサー、それも低速式を使用

フィトケミカルの種類と働き

免疫力増強、老化抑制、代謝の促進、脳機能の強化

植物が持つフィトケミカル(抗酸化物質)は
5つのグループに分類される。

①ポリフェノール

代表的なフィトケミカル。色素や苦味の成分。
高い抗酸化力で活性酸素を消去する。

おもなフィトケミカル	アントシアニン(ぶどう)、イソフラボン(大豆)、カテキン(緑茶)など。

②硫黄化合物

辛味や匂いの成分。解毒作用もある。

おもなフィトケミカル	アリシン(にんにく)、イソチオシアネート(キャベツ)など。

③カロテノイド

緑黄色野菜の色素成分。がん細胞の増殖を抑える働きもある。

おもなフィトケミカル	βカロテン(にんじん)、リコピン(トマト)、ルテイン(ほうれん草)など。

④多糖類

食物繊維。抗がん作用が強い。

おもなフィトケミカル	βグルカン(椎茸)、フコイダン(海藻)、ペクチン(りんご)など。

⑤テルペン類

香り成分。嗅覚を通じて脳を刺激。ストレス緩和・不眠解消に有効。

おもなフィトケミカル	リモネン(柑橘類)など。

します。低速だと、栄養素や酵素を壊さずに摂取できるからです。ミキサーは野菜や果物の細胞を壊し、ジュースの酸化を進めます。

④ぶどう・寿命を延ばす1粒の力

フィトケミカルは、植物が紫外線や昆虫などの有害なものから自己を守るためにつくりだした、色素や香りなどの成分です。よく知られているのが、ポリフェノール。色素やあくの成分に、高い抗酸化作用があります。

ポリフェノールの代表的なフィトケミカル、アントシアニンはぶどうに多く含まれ、内臓脂肪の蓄積を抑え、メタボリックシンドロームを予防する効果があります。抗酸化作用によって毛細血管の通りがよくなり、血圧や血糖がほどよく調節されるのです。また、目の働きを高めます。

ぶどうには、赤ワインで知られるレスベラトロールも豊富。レスベラトロールは、寿命を延ばすとされる長寿遺伝子（サーチュイン遺伝子）を活性化させます。

医療で、疲労回復を目的にぶどう糖の点滴をすることがあります。ぶどう糖は非常に吸

命を守る食材④　長寿果物——アンチエイジングの要

ぶどう

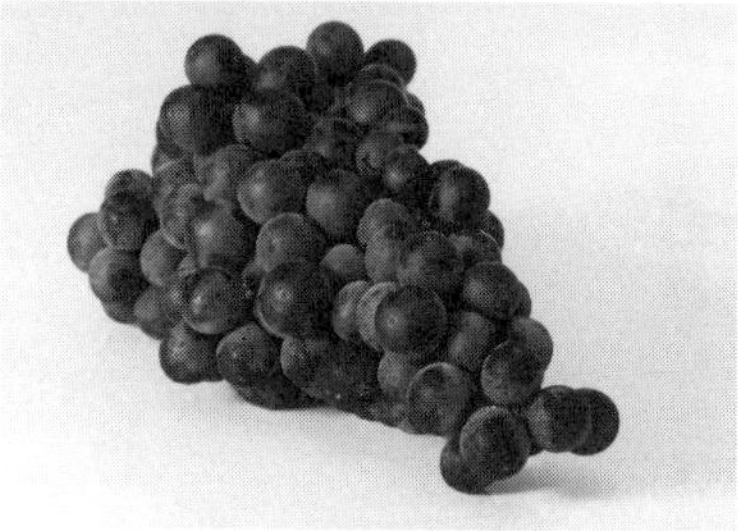

長寿遺伝子を活性化

老化を抑える抗酸化物質

アントシアニン

毛細血管の通りが良くなり、血圧や血糖がほどよく調節される。

健康効果（予防・改善）

- メタボを防ぐ
- 目の働きを高める

命を守る食材⑤　発がん物質をデトックス

玉ねぎ

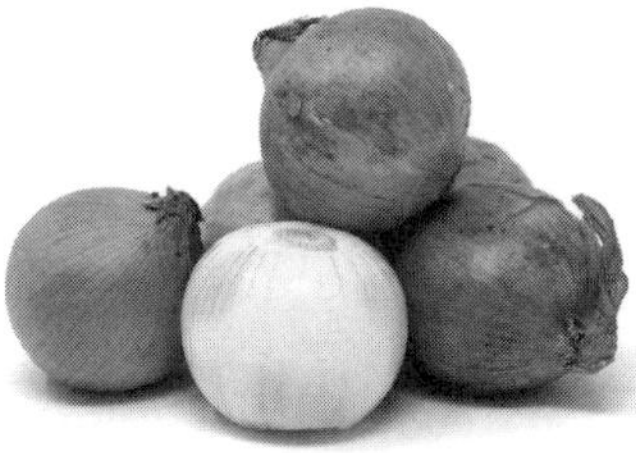

栄養成分が安定！　切ったら15分ほどそのまま置いておく

老化を抑える抗酸化物質

ケルセチン

血流改善、悪玉コレステロールを減少させる。

健康効果（予防・改善）

- 発がん物質を除去するデトックス作用がある
- 過剰脂肪を排出するのでダイエット効果もある

収されやすく、疲労時に摂取するとすぐにエネルギーが得られるからです。ぶどうは、このぶどう糖を甘味の主成分にしています。食べると、ぶどう糖がたちまち吸収されて代謝をスムーズにし、最短時間でエネルギーになります。

ぶどうは、りんごやレモンとともに、私がたどり着いたアンチエイジングの要となる果物なのです。アントシアニンは紫の色素でブルーベリー、なすにも豊富です。

⑤玉ねぎ・血液を健康にする辛味

玉ねぎの外皮に多く含まれるケルセチンには、血流を改善する効果があります。血管を流れる赤血球は健康な状態であれば、自由に変形することで細い毛細血管でも正常に流れます。しかし、赤血球は活性酸素によってダメージを受けると、柔軟性を失って細い血管は通りにくくなり、血流が滞ってしまいます。

また、ＬＤＬ（悪玉）コレステロールを減少させ、動脈硬化を予防します。発がん物質を除去するデトックス（解毒）効果があり、脂肪に取り込まれやすい有害金属のカドミウムや水銀などを排出してくれます。

独特の辛みと香りは、硫黄《いおう》化合物の硫化アリルによるものです。硫化《りゅうか》アリルにも、血管を若返らせる作用があります。血液をサラサラにする働きがあり、この効果で血管が若返って弾力を取り戻します。血糖値を下げて、糖尿病のリスクを下げる作用もあります。やはり、デトックス効果もあり、新陳代謝を盛んにしたり便秘を解消したりします。

玉ねぎは生で食べる場合も加熱して食べる場合も、切ってからそのまま15分ほど置いておくと栄養成分が安定します。

⑥緑茶・水出しで免疫細胞が活性化

「緑茶うがい」は、最近広く知られるようになったインフルエンザや風邪の予防法。緑茶独特の渋みを出す、ポリフェノールの一種であるカテキンの効果によるものです。

緑茶には、免疫力を高める効果もあります。

4種類のカテキンが含まれていますが、注目すべきはエピガロカテキン（ＥＧＣ）とエピガロカテキンガレート（ＥＧＣＧ）です。

ＥＧＣは、免疫細胞のマクロファージを活性化させる力が強い。一方のＥＧＣＧは、ビタミンCの数十倍の抗酸化作用を持ちます。旨味成分のテアニンというアミノ酸も、免疫力を向上させます。副交感神経を優勢にし、リラックスさせることで血流をスムーズにし、リンパ球を増やすのです。

緑茶をいれる場合、氷水を使うとEGCが、70～80度のお湯でいれるとEGCGが抽出されます。水出しにすれば、より免疫細胞を活性化する作用が得られるという研究報告があります。緑茶には、ビタミンCが豊富。カテキンもビタミンCも、一煎めで約60パーセントも抽出されます。煎じて1時間以上経った出がらし茶は、含まれているアミノ酸などのたんぱく成分が変性するので、飲まないほうが無難です。「宵越《よいご》しの茶は飲むな」のたとえどおりです。

⑦ごま・がんの芽を摘む

ごまも、免疫機能をアップします。古来、健康によいとされるごまは、漢方では滋養強壮の食材とされています。その作用を持つのが、ポリフェノールの一種のゴマリグナン。

命を守る食材⑥　免疫細胞を活性化

緑茶

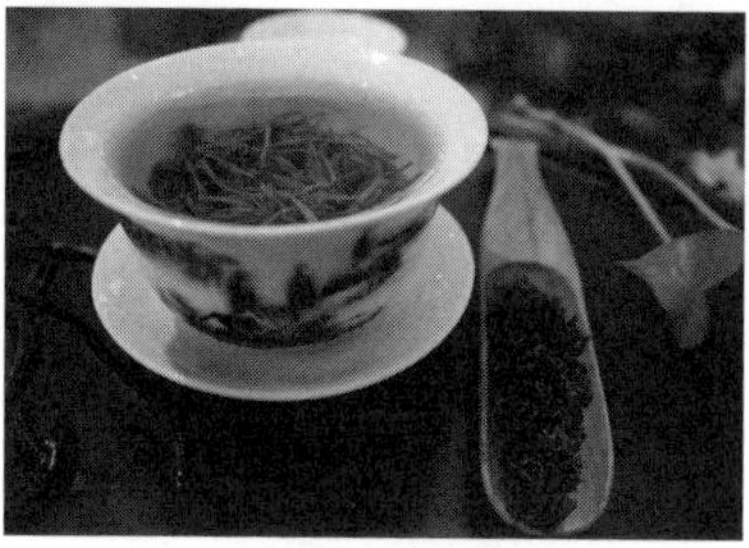

70〜80度のお湯出し、
抗酸化力が強くなる

老化を抑える抗酸化物質

カテキン

「緑茶うがい」がインフルエンザ、風邪対策に用いられている。

健康効果（予防・改善）

- 水出しでマクロファージを活性化する
- 副交感神経を優勢にしてリンパ球を増やす

命を守る食材⑤　がんの芽を摘む

ごま

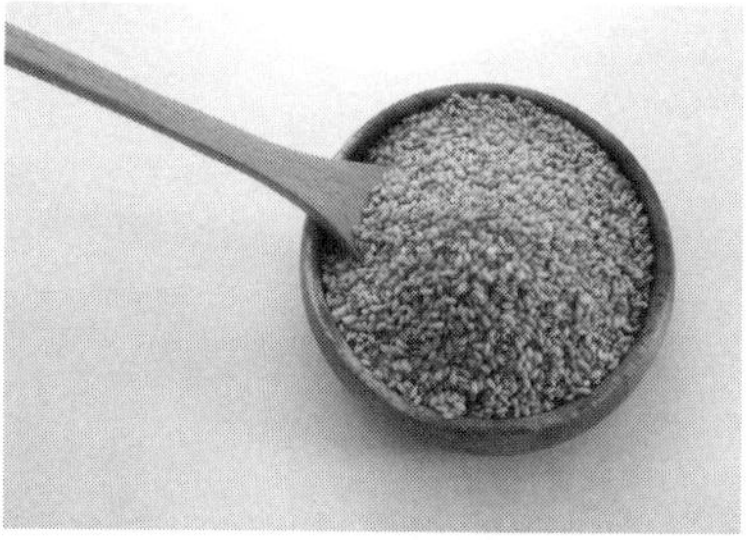

「ごま効果」は3日持続する

老化を抑える抗酸化物質

ゴマリグナン

過酸化脂質、悪玉コレステロールの生成を抑え、がんの芽を摘む。

健康効果（予防・改善）

- 肝臓の老化を抑える
- 動脈硬化を予防

ごまに含まれるセサミン、セサミノールなどの成分の総称です。

ゴマリグナンは、細胞にとって有害な過酸化脂質の生成を防ぎ、細胞の老化を抑え、がんの芽を摘みます。また、悪玉コレステロールの生成を抑制することから、動脈硬化予防に効果を発揮します。

セサミンは、肝臓のためにある抗酸化物質といわれています。通常、抗酸化物質は、おもに食べ物が消化・吸収されて肝臓に運ばれる過程で、血液中に生まれた活性酸素を取り除きます。ところが、セサミンは肝臓でしかパワーを発揮しません。満を持して活性酸素を待ち構えているのです。

ごまは外皮が硬く、そのままでは体内を素通りしていくだけで、栄養素も効能もうまく生かせません。すりつぶすなど、消化しやすいかたちにして利用します。

ごまの効果は3日ほど持続するので、スプーン半分から1杯程度を週2回摂るようにします。ゆでたブロッコリーなどの緑黄色野菜に振りかけて食べれば、含まれる抗酸化物質のβカロテンを吸収しやすくなります。また、ビタミンCがごまの鉄分の吸収を高めます。

⑧にんにく・世界ナンバーワンのがん予防食材

硫黄化合物は、辛みや香りの成分。解毒作用もあります。アリシン、イソチオシアネートなどが知られています。臭い成分のアリシンはにんにくに多く存在します。代謝の賦活《ふかつ》作用（機能を活発化させる働き）があり、免疫力強化、疲労回復に効果を発揮します。強力な酸化作用があり、胃弱の人は胃の粘膜が傷ついたり下痢を起こしたりします。1日2片以内にして、食べすぎには注意しましょう。

にんにくを切ったりつぶしたりすると、酵素の働きでアリシンが増えます。味噌漬け、焼酎漬けのように、まるごと調理すればきつい臭いは抑えられます。

1990年に、アメリカで発表された国民栄養指導指針「デザイナーズフー・プログラム」によると、キャベツ、にんじん、大豆、生姜、セロリなど抗がん作用の強い食材を抑えて、にんにくはがん予防食材のトップに挙げられています。

にんにくの語源は仏教用語の「忍辱（にんにく）」で、修行僧が荒行に耐える体力養成のために、にんにくやのびるを食べていたことに由来する言葉と伝えられています。

⑨キャベツ・ピロリ菌から胃を守る

キャベツに豊富なイソチオシアネートも、硫黄化合物に分類されます。強力な抗がん作用を持つイソチオシアネートは、キャベツをはじめブロッコリーや小松菜、カリフラワー、ルッコラ、大根、わさびなどアブラナ科の野菜に含まれるフィトケミカルです。

イソチオシアネートは消化液の分泌も促し、ピロリ菌から胃を守る働きがあります。この成分は、切ったりすりおろしたりして細胞壁が壊れるときに生成されます。

キャベツには、ほかにもいろいろな機能性成分、ビタミンが含まれています。特筆すべき成分は、一般にはキャベジンの名称で知られるビタミンU。正しくいうと、アミノ酸の一種でビタミンと同じような重要な働きをするビタミン様《よう》物質です。胃や十二指腸の潰瘍の修復を行ったり、その予防に威力を発揮したりします。

古来、ヨーロッパでは、胃潰瘍や胃弱者にキャベツの絞り汁を飲ませて治療する民間療法があります。ビタミンUの発見は、この民間療法から生まれています。

⑩ブロッコリー・「毒消し力」がすごい！

命を守る食材⑧　**代謝を上げて、疲労回復**

にんにく

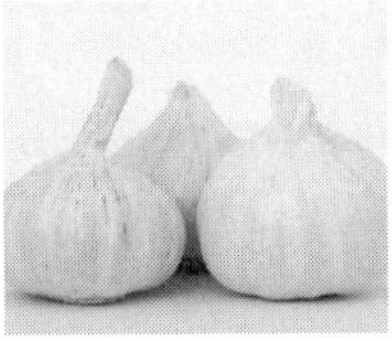

老化を抑える抗酸化物質	健康効果（予防・改善）
アリシン 臭い成分。代謝機能を活発化する。	●高血圧を下げる ●血栓防止 ●中性脂肪を減らす

切って、潰して食べる

命を守る食材⑨　**十二指腸潰瘍を修復**

キャベツ

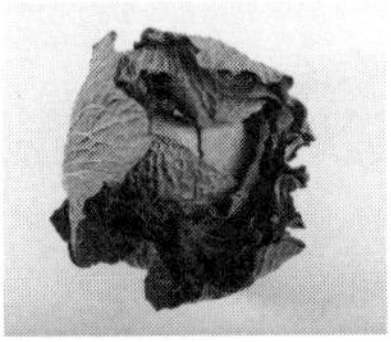

老化を抑える抗酸化物質	健康効果（予防・改善）
イソチオシアネート 胃がんの原因のピロリ菌から胃を守る。	●胃潰瘍、十二指腸潰瘍の修復

胃弱にキャベツのしぼり汁

命を守る食材⑩　**スーパー解毒剤**

ブロッコリー

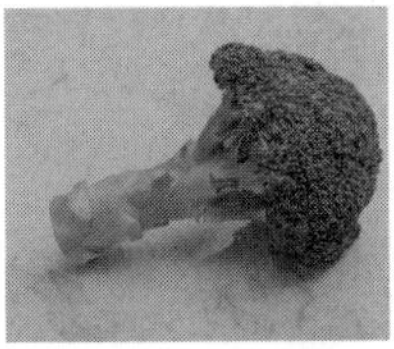

老化を抑える抗酸化物質	健康効果（予防・改善）
スルフォラファン 100種類以上の抗酸化と解毒の酵素をつくる。強力な抗がん作用がある。	●悪玉コレステロールを減らし、善玉コレステロールを増やす

スプラウトは生で食べる

最近注目されているのが、スルフォラファン。ブロッコリーやそのスプラウト（新芽）に含まれる辛み成分です。体内で壊れた細胞から体内で生成されるので、よく噛む必要があります。

スルフォラファンには、強力な抗がん作用があります。特徴的なのは、抗酸化力の持続性。ほかのフィトケミカルは効力が1日ももたないのですが、ブロッコリースプラウトを週に2回も食べれば継続した効果が期待できます。スルフォラファンの含有量が、成熟したブロッコリーの20倍以上もあるのです。

スルフォラファンを摂ることで、１００種類以上もの解毒酵素と抗酸化酵素が体内でつくられ、あらゆる臓器で効果を発揮しています。たとえば、肝臓の解毒作用を促進して肝臓本来の力を引き出し、体内に取り込まれた有害物質を解毒します。スルフォラファンは、最強といってもいい毒消しなのです。

そもそも、ブロッコリーは２００種類以上のフィトケミカルを含み、緑黄色野菜の王様のにんじんを超えた「野菜の王様」なのです。豊富なクロロフィル（葉緑素）は悪玉のＬＤＬコレステロールを減らして善玉のＨＤＬコレステロールを増やし、血管障害を予防します。ビタミンＡ・Ｃ・Ｅも多く、とくにビタミンＣはレモンの2倍の量があります。

スルフォラファンはアブラナ科のキャベツ、カリフラワー、ケール、かいわれ大根にも含まれます。熱に弱い性質があり、生で食べることが重要です。「生をよく噛んで食べる」ことが、スルフォラファンの恩恵を受けるコツです。

⑪にんじん・丸ごと生活習慣病予防

カロテノイドは、緑黄色野菜の鮮やかな色素成分。がん予防や免疫を強くする働きもあります。βカロテン、リコピン、ルテインなどがその代表的なフィトケミカルです。

にんじんに大量に含まれる橙黄色《とうこう》のβカロテンは、体内でビタミンAに変化し、免疫力を高めます。にんじんは、まるごと生活習慣病の予防に最適な食材。B群、Cなどのビタミン、鉄、カリウム、カルシウムなどのミネラル、食物繊維をたっぷり含みます。

βカロテンは皮に近い部分に多く含まれるので、皮は薄くむき、その皮をきんぴらにすれば、βカロテンを余すことなく摂れます。葉にはビタミン、ミネラルなどが豊富なので、できれば無農薬の葉つきのにんじんをすすめます。

にんじんは、熱を加えて調理するのがベスト。βカロテンは油を使って調理すると、吸収力が3～10倍も高まります。

⑫トマト・「男の精力剤」だった

トマトの果皮や果肉は、カロテノイドを代表するβカロテンと、真っ赤なリコピンをたっぷり含んでいます。トマトの抗酸化力は、にんじんよりも高いといわれています。

リコピンは、βカロテンの2倍以上もある効力で発がんを防ぎ、またほかの生活習慣病の予防・改善をします。トマトを食べたあとのβカロテン、リコピンの体内分布をみると、ともに肝臓、副腎、睾丸、前立腺などの臓器に大量に集積しています。これらの新陳代謝が盛んな臓器での抗酸化作用に、βカロテン、リコピンが大きくかかわっていることを示しています。この理由から、「トマトは男の精力剤」ともいわれています。

また、トマトの常食で、前立腺がんのリスクが半減することも、アメリカ・ハーバード・メディカル・スクールの研究でわかっています。トマトをふんだんに食べる南イタリアでは、消化器系のがんの発生が少なくなっているのです。このことに着目したイタリア国立がん研究所とミラノ大学は、トマト摂取量と消化器系がんの相関関係を発表しています。それによれば、1週間に5回以上トマトを食べるグループは、2回しか食べないグループ

命を守る食材⑪　「若返りの素」を食べる！

にんじん

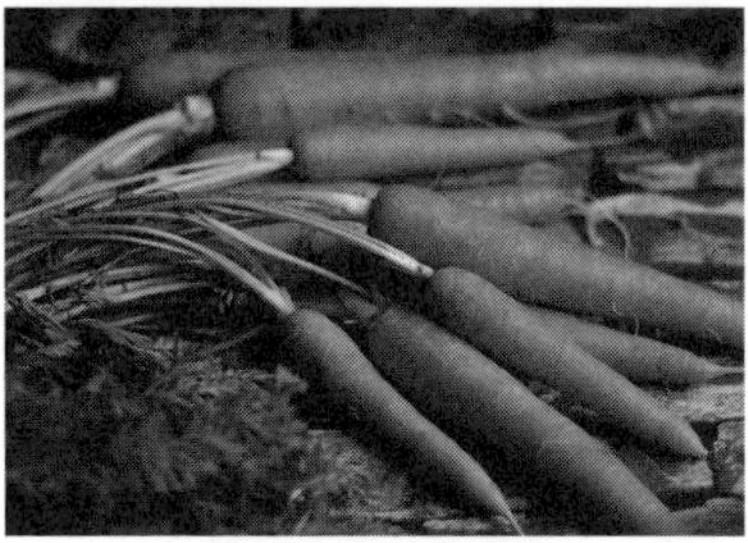

皮と葉に免疫が
詰まっている

老化を抑える抗酸化物質

βカロテン

血行・血流を改善して体を温める。新陳代謝を盛んにして、美肌作用を含めアンチエイジング全般に効用。

健康効果（予防・改善）

●生活習慣病の予防

命を守る食材⑫　にんじんの２倍の発がん抑制力

トマト

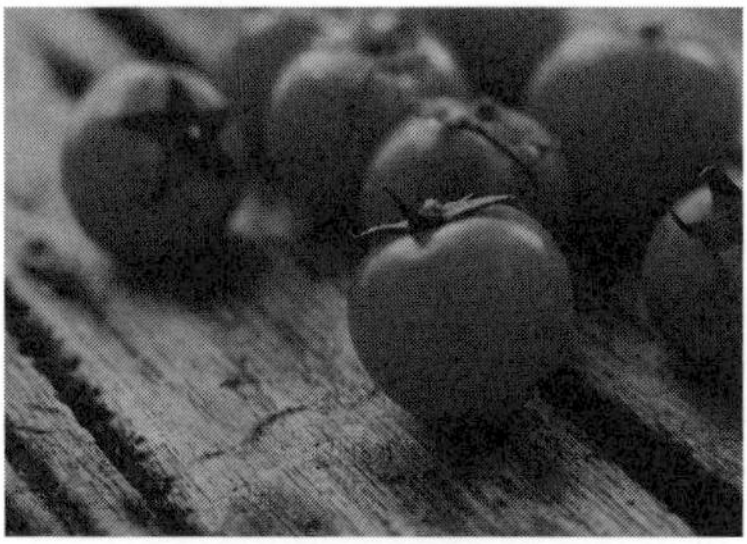

良質な健康食――
トマト・パスタは黄金料理

老化を抑える抗酸化物質

リコピン

抗酸化力はにんじんより高い。

健康効果（予防・改善）

●前立腺がん半減
●直腸がんも胃がんもリスク減少大

に比べ、直腸がんの発生率が半分、胃がんは3分の1に減少していたのです。

南イタリアの食事は、日本料理、中国料理とともに世界3大健康食のひとつの地中海料理。トマトなどの野菜と魚介を中心にした「シーフード・ベジタブル」料理では、βカロテン、リコピンだけでなく、いろいろな栄養素をバランスよく摂れます。トマトを使ったパスタ料理は、良質な健康食であることから「黄金料理」といわれています。

■ビタミンCが、がんの細胞を狙い撃ち

酸素を利用してエネルギーをつくる生物は、副産物として危険な活性酸素をつくってしまいます。そのために、人間も動物も植物も抗酸化物質を持ちます。人間と動物はフィトケミカルではなく、酵素によって守られています。

私たちの体は抗酸化物質として、ビタミンA・C・Eや不老長寿ホルモンのメラトニンなどを持ちます。ビタミンA・C・Eは、野菜や果物、種実類から日常的に摂ることがで

きます。ビタミンAは、にんじんをはじめとした緑黄色野菜から摂れます。ビタミンCはブロッコリー、赤パプリカ、レモン、いちご、キウイに豊富です。ビタミンEはかぼちゃ、アーモンド、落花生などに多く含まれています。

体内では毎日、活性酸素の消去のために、大量のビタミンCが消費されています。デスクワークでも家事でも、活性酸素は発生します。

ビタミンCは臓器や筋肉などいろいろな部位に集まっていて、強力な抗酸化力を発揮しています。なかでも、腎臓の上にのっている副腎を筆頭に脳下垂体、目の水晶体に多く存在し、大量に消費されます。水晶体は活性酸素によって老眼を進めたり、白内障など加齢にともなう目の病気を引き起こしたりします。副腎にもっとも多くのビタミンCが存在するのは、コルチゾールなどいろいろなホルモンの合成にかかわっているからです。

前章で、私がAさんに施《ほどこ》した、高濃度のビタミンCの大量点滴を紹介しています。この療法は近年、世界的に普及しています。2005年、アメリカ国立衛生研究所などの研究機関が合同で発表した研究論文がその始まりです。論文は「ビタミンCは周囲の正常な細胞に影響を与えず、がん細胞だけを殺す」という画期的なものでした。

ビタミンEは、細胞膜など体内の脂質の酸化を防ぎます。細胞膜の老化や悪玉コレステロールの酸化による動脈硬化を予防します。生活習慣病や老化に結びつく病気予防に作用することから、アンチエイジング効果が高い栄養素とされています。

魚介類も、抗酸化物質を持ちます。代表的なのは鮭、鱒などの魚類や海老、蟹などの甲殻類に豊富な赤い天然色素のアスタキサンチン。この色素はビタミンE、βカロテン、リコピンなどと同じく油に溶けやすい脂溶性抗酸化物質。そのなかでアスタキサンチンがもっとも抗酸化力が強く、鮭は最強の抗酸化食材といわれています。

⑬赤パプリカ・ビタミンCがレモン果汁の3倍超!

ビタミンCの豊富な含有量から赤パプリカが注目されています。その量は、100グラム中170ミリグラムで、同量のレモン果汁(50ミリグラム)の3倍以上もあります。ビタミンCは抗酸化力が高いだけでなく、免疫力の向上や感染症の予防にも効果を発揮します。夕食でビタミンCたっぷりの食材を摂ると、睡眠中にその効果は高まります(理由は第5章で)。

また、赤パプリカにはβカロテンが豊富。さらには、赤唐辛子に多いカプサンチンという色素成分も多量に含みます。カプサンチンはβカロテンの仲間で、強い抗酸化作用があり、そのパワーはトマトのリコピン以上なのです。

命を守る食材⑬　ビタミンC、ダントツ！

赤パプリカ

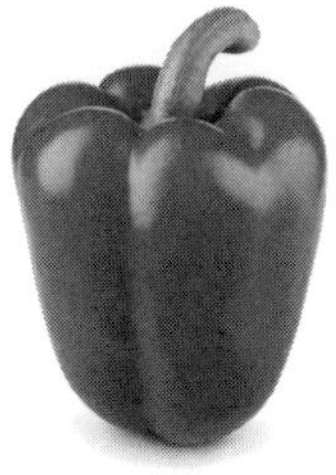

生でも、油料理でも！

老化を抑える抗酸化物質

ビタミンC

免疫力向上や感染症予防に必須のビタミン。ビタミンCの含有量がレモン果汁の3倍超。

健康効果（予防・改善）

- 含まれるカプサンチンの抗酸化パワーはリコピン以上

命を守る食材⑭　アンチエイジング効果、抜群！

かぼちゃ

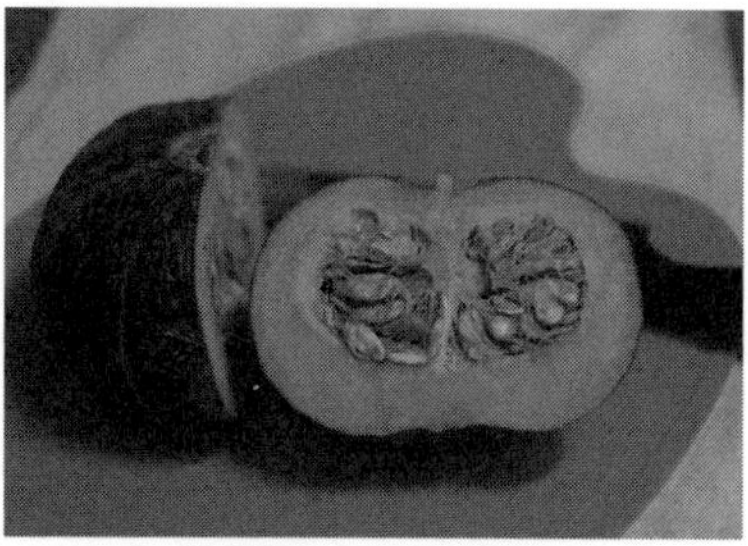

食物繊維が多い！

老化を抑える抗酸化物質

ビタミンE

冷え性、肩こりを解消。

健康効果（予防・改善）

- 便秘解消
- 高血圧の予防と改善
- 血行・血流が良くなる

赤パプリカは緑のピーマンのように青臭さがなく、甘みがあって食べやすい。生でも加熱してもよく、日常的に取り入れやすい食材です。βカロテンの吸収が高まるので、油での調理をすすめます。

⑭かぼちゃ・「血のめぐり」改善、冷え性追放!

ビタミンEを多く含むかぼちゃは、代表的な緑黄色野菜。βカロテン、ビタミンCも多く、アンチエイジング効果が高い食材です。

高い抗酸化力の他にも、食物繊維が多く便秘の予防・改善に役立ちます。ナトリウム（塩分）を排出する役割を持つカリウムが豊富で、高血圧の予防・改善に効果があります。

ビタミンEが不足すると、血行・血流、いわゆる「血のめぐり」が悪くなり、冷え性や頭痛、肩こりを起こしやすくなります。血流も悪化するので、免疫機能も当然低下します。

⑮鮭・豊富なビタミンD、免疫機能が正しく働く

魚嫌いの人でも、鮭だけは食べてほしいのです。ちなみに、野菜だとトマトとブロッコ

リーをすすめます。鮭は身が赤くても赤身魚の鮪《まぐろ》とは異なり、白身魚なのです。

アスタキサンチンは、鮭が秋口に産卵のために川を上る直前に食べるプランクトン、蟹や海老の幼生、藻に多く含まれています。鮭はその後、1週間ほどして産卵します。その間、アスタキサンチンが鮭の体と体内の卵（いくら）を、活性酸素による酸化から守っています。

人間の脳の血管には、血液中の物質が簡単に脳組織に入り込まないように働く、血液脳関門という障壁があります。アスタキサンチンはこの関門を通過し、脳内の活性酸素を消去して脳の変性や認知症を予防します。目の網膜まで到達して、目の障害を防いだり老眼の進行を抑えたりもします。

鮭は身も皮も中骨も、また卵巣や背腸もすべてが栄養バランスに優れていて、牛や豚に劣らないほどの良質なたんぱく質が豊富です。牛、豚に比べてカロリー量は60％《パーセント》程度なので、低脂肪高たんぱくの食材です。ダイエット食材としても、超一級品なのです。

鮭はいろいろな栄養素を、多量に持ちます。インフルエンザや風邪への抵抗力を高めるビタミンA、代謝を促進するビタミンB群、抗酸化作用が強力なビタミンEなどの総合力で免疫機能を高めているのです。はらすやいくらには、血液をきれいにして動脈硬化や認知症を予防する不飽和脂肪酸のＥＰＡ（エイコサペンタエン酸）、ＤＨＡ（ドコサヘキサエン酸）が豊富です。

ぜひ知ってほしいのが、鮭はビタミンDの含有量が飛びぬけて多いことです。ビタミンDは骨の発育・維持に欠かせない栄養素ですが、近年、免疫機能を調節する働きがあることもわかってきました。体内に侵入してきた病原体に対して過剰な免疫反応を抑え、必要な免疫機能を促進するのです。このため、インフルエンザや風邪、肺炎などの感染症の発症・悪化の予防に関与するといわれています。

⑯じゃこ・ビタミンDひとつまみ、新型コロナが遠ざかる

２０２０年7月、新型コロナウイルスへの感染リスク軽減に効果があるとして、イギリスの権威ある科学団体である英国王立協会が政府に対して、ビタミンDサプリメントの摂取を推奨する報告書を出しています。

厚生労働省が推奨するビタミンDの1日の摂取量は、5・5マイクログラム。毎日、鮭や青魚ではたいへんです。しかし、ひとつまみ（10グラム）のじゃこならこれだけで必要量は摂れ、しかも朝食で摂ると継続しやすい。「朝にじゃこ、夜は赤パプリカ」と私はよくいうのですが、

命を守る食材⑮　脳内汚染を一掃する

鮭

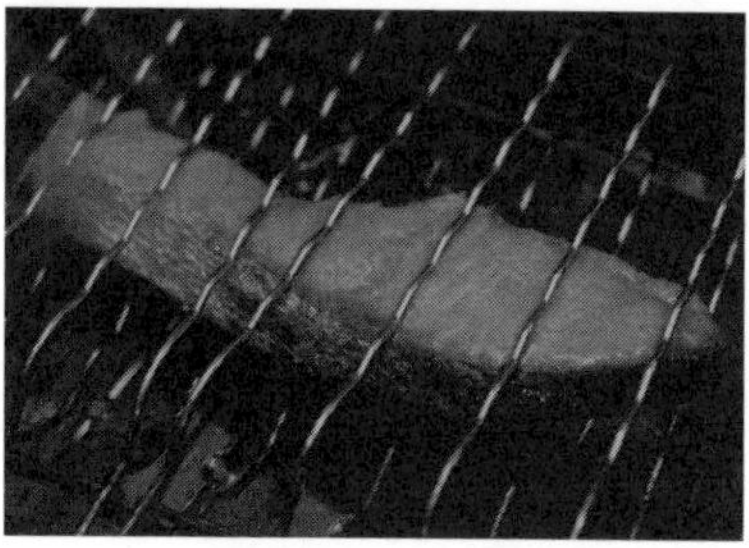

栄養バランスに
優れている

老化を抑える抗酸化物質

アスタキサンチン

色素、脳内の活性酸素汚染を一掃する。目の障害や老眼の進行を防ぐ。

健康効果（予防・改善）

●低脂肪高たんぱくでダイエット食材として超一級品
●新型コロナの感染リスク軽減
●健康な血管と血液をつくる

命を守る食材⑯　新型コロナの感染リスク軽減

じゃこ

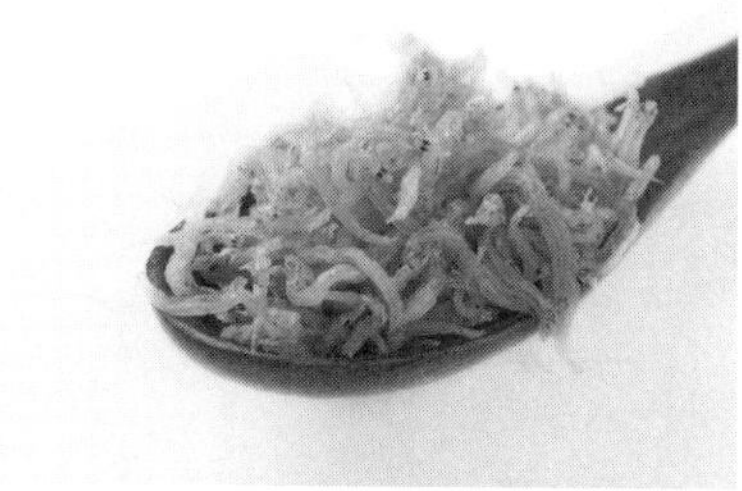

乾燥度が高くなるほど、
ビタミンDが豊富に！

老化を抑える抗酸化物質

セレン

ミネラル。がんの発症を抑える。

健康効果（予防・改善）

●ビタミンD効果
筋肉増強、内臓脂肪の蓄積抑制、発がん率の低下、血圧降下、血糖値改善,風邪予防、新型コロナ感染リスク軽減。

ともに習慣化が簡単な食材だからです。

じゃこは鰯《いわし》類の稚魚で、しっかり乾燥させたものがじゃこ、乾燥度が低いものがしらす干しです。乾燥度の高いじゃこほど、ビタミンDの含有量が多くなります。

ビタミンDのほかにも、小魚のわりにはたんぱく質、カルシウム、EPA・DHA、カルシウムも多く、わずかひとつまみのなかに筋肉増強、内臓脂肪の蓄積抑制、発がん率の低下、血圧降下、血糖値改善などの効果が詰まっているのです。抗酸化力が強くがんを抑える、セレンというミネラルも含まれています。まさに、命を守ってくれる食材です。塩ゆでしてあるので、塩分が気になりますがわずかひとつまみなので心配いりません。

■糖質を少し減らせば、体は強くなる

ご飯などの糖質は、私たちが活動するための大切なエネルギー源です。脳を働かす、筋肉や臓器を動かすなど、すべての活動に糖質は不可欠です。しかし、糖質の摂りすぎは、問題です。血液を汚し血管を傷つけたり、内臓脂肪の蓄積を招いたりして、免疫細胞の働きを阻害するからです。

「糖質を摂りすぎる『過糖族』が多い」

こう指摘するのは、栗原クリニック東京・日本橋院長の栗原毅《くりはらたけし》氏（『がんに勝つ食事』〈河出書房新社〉の私との共著）。栗原院長は２０１５年にサッポロビールと組んで、「食習慣と糖に関する実態調査」を実施しています。調査対象は、全国の20〜60歳代の男女１０００人。

調査によると、栗原院長が提唱する基準値（男性２５０グラム・女性２００グラム）に対し、１日の食事で摂取している糖質の総量平均は、男性３０９グラム・女性３３２グラムと過剰摂取傾向にありました。基準値を超えて糖質を摂取している人の割合は男性が60パーセント強で、女性は85パーセント弱となっています。女性のほうが、圧倒的に「過糖傾向」にあるのです。

茶碗１膳（１５０グラム・普通茶碗に80パーセントの量）のご飯に含まれる糖質の量は55グラム。厚労省の「日本人の食事摂取基準」では成人男性３３０グラム、成人女性２７０グラムです。運動量の少ない現代人にはこれでは多いと、栗原院長も私も考えています。

糖質の摂りすぎによって、慢性的に血糖値が高い状態になります。血液はべとつき、毛細血管が切れたり詰まったりしやすくなり、腎臓や網膜、神経をはじめとして毛細血管が集中する器官の機能を減退させます。これは糖尿病の合併症となって現れますが、免疫機能を低下させる要因でもあるのです。

必要量を超えた糖質は中性脂肪となって、体内に貯蔵されていきます。最初は肝臓に溜まり、肝臓からあふれた中性脂肪は内臓脂肪として腸の周りに付着します。免疫システムの敵、内臓脂肪型肥満へと進んでいきます。メタボの原因は、糖質の摂りすぎなのです。糖質を栗原院長が設定した基準値まで減らせば、免疫力は確実に上がり、体は強くなるのです。

もうひとつ、「糖化」という大きな問題もあります。糖化は活性酸素とともに、老化を進める原因となる現象です。糖化は、酸化と影響しあいながら進行します。

糖化は体内の余分な糖質が、体温の加熱によってたんぱく質や脂質に結びつく反応です。細胞、ホルモン、コラーゲンなど、体の構造や機能にかかわる物質の多くは、たんぱく質や脂質でできています。血液中にあふれた糖が血管から染み出して、たんぱく質や脂質に結びつくのです。これを「体の焦《こ》げ」といい、老化を促進する物質である「ＡＧＥｓ《エージス》（終末糖化産物）」をつくります。蓄積されたＡＧＥｓは、見た目や体調にいろいろな衰えを生じさせます。細胞の機能を低下させて老化を早め、そして免疫システムを弱体化させていきます。

スナック菓子、揚げ物、炒め物など油を使った食べ物からも、ＡＧＥｓはつくられます。食べ物から体内に入ったＡＧＥｓの90パーセントは排出されますが、残りのわずか10パーセントでも、それが蓄積されることで病気をともなう老化が進んでいきます。

「食後高血糖」を起こす食材の見分け方

糖化が起こりやすいのは、食後30分から1時間の時間帯。

その間に、血糖値が上昇するからです。活性酸素と同じで、生きているかぎり糖化を完壁に抑えることは不可能です。とはいえ、糖化の害を最小限にすることはできます。ゆっくり食べて腹八分目にする、食後に軽い運動をする。つまり、食後の血糖値のゆるやかな上昇を心がけるのです。加えて、血糖値を急激に上げる食材を控えめにすることも重要です。

とにかくゆっくり食べることが、「食後高血糖」を予防する最善策です。早食いはインスリンの働きが追いつかず、血糖値を急上昇させます。インスリンは膵臓から分泌されるホルモンで、血糖値を一定に保つ働きを持っています。インスリンが十分に働かないと、糖尿病を引き起こします。

食事では、野菜やきのこ、海藻など食物繊維が豊富な食材から食べはじめることも大事です。食物繊維が腸壁をコーティングして、あとから入ってきた糖の吸収をゆるやかにします。必要量以上の糖を摂っても、食物繊維が吸着して便として排泄してくれます。

食事を抜かないことも大事です。1食抜くと、次の食事のあとに糖の吸収が速くなって、血糖値が急上昇します。

運動は、食後の15分間がポイントです。食後、体を動かさないでいると、血糖値は高くなったままでなかなか下がりません。運動をすれば手足の筋肉に血液が回り、血液を奪われた胃腸は働きを低下させることになって、糖の吸収が遅くなるのです。

食材には血糖値を急上昇させるものと、ゆるやかに上げるものがあります。その速度の違いは、「GI値（グリセミック指数）」で表されます。糖質は分解されると、ぶどう糖になります。ぶどう糖を摂取した場合の血糖値の上昇度を100として、その割合を示します。砂糖は110もあります。ご飯1膳には、角砂糖に換算すると約14個分もの糖が含まれています。

オーストラリア・シドニー大学の研究によれば、白米、小麦粉、砂糖などの精製された白い食材やフライドポテトなどは、高GI食材に分類されます。食後高血糖の元凶です。

もっとも危険なのは、加糖缶コーヒー、スポーツドリンク、ジュースなどの飲料です。消化が必要なく、糖は短時間で吸収されてしまいます。

中GI食材も、インスリンの乱費につながります。

パスタ、パンは全粒粉なら低GI食材で、食後高血糖のリスクはありません。ごく一部の例外を除いて（91頁の表参照）野菜、果物、魚介類は低GI食材です。

肥満や糖化を恐れるあまり、ご飯やパンなど糖質の主食をいっさい摂らない、甘いものも食べないといった「糖質制限」を行う人が少なくありません。たしかに、体重は劇的に減ったり、お腹が凹んだりする効果が早く現れます。しかし最近、糖質制限による脳梗塞、心筋梗塞、疲労などの健康障害が次々と報告されています。マウスの実験ですが、老化が早まることが東北大学の研究でわかっています。極端な糖質制限ではなく、「ご飯は1食1膳」「夕食は主食をたまに抜く」というところから、糖質の減量をしていきましょう。

糖質はでんぷん（ぶどう糖という砂糖の仲間が集まってできている）、単糖類のぶどう糖や果糖、2つの単糖が統合した2糖類の砂糖や乳糖の総称です。体を動かしたり、脳を働かせたりするエネルギーとして利用されます。

糖質の同義語として使われる言葉が、いくつかあります。糖類は単糖類、二糖類の総称で、素早く吸収されてエネルギー源になります。糖や糖分は、甘さを表す言葉として使われます。また、炭水化物は「糖質＋食物繊維」の総称です。ということは、糖質には食物繊維が含まれていないのです。

■「塩分の摂りすぎが、がんを生む」メカニズム

塩分が胃壁の粘膜を荒らし、胃がんの原因になるピロリ菌の増殖を助けることはよく知られています。ところが、塩分の過剰摂取がすべてのがんの発症を促すことは、ほとんど知られていません。

体の細胞は外にナトリウム（塩分）、細胞内にカリウムが多く存在します。このミネラルバランスが正常に保たれることによって、代謝がスムーズに行われます。体に過剰な塩分が入ると、ナトリウムが細胞内に侵入してミネラルバランスが崩れます。そのために、細胞の老化や障害が進み、がんのリスクが高まります。大切なミネラルバランスを保つの

免疫細胞は高血糖に弱い

食後の「血糖値上昇度」指数

血糖値を急激に上昇させる食材、ゆるやかに上げる食材。
「ＧＩ値」で分類される。

高GI値（70以上）食材

精白米、食パン、菓子パン、うどん、パスタ、じゃがいも、フライドポテト、マッシュポテト、いちごジャム、砂糖、蜂蜜、スナック菓子、清涼飲料水、加糖缶コーヒー

●じゃがいもは皮つきで食べると、血糖値の上昇が抑えられる
●蜂蜜は大さじ２杯程度なら大丈夫

中GI値（56～69）食材

クロワッサン、ベーグル、フランスパン、そば、かぼちゃ、とうもろこし、さつまいも、里いも、パイナップル、すいか

低GI値（55以下）食材

玄米 大麦 全粒粉パン 全粒粉パスタ、ほとんどの野菜、ほとんどの果物、肉、魚介、きのこ、海藻

が、クエン酸回路からつくられるATP（アデノシン三リン酸）という代謝エネルギーです。クエン酸回路が障害を受けると、ミネラルバランスが崩れてがんになりやすくなるのです。クエン酸回路を正常に機能させるためには、クエン酸が不可欠。私は命を守る食材として、レモンを推奨しています。レモンには、大量のクエン酸が含まれています。

日本人は、塩分を摂りすぎます。1日の平均摂取量は男性11グラム、女性9・3グラム（2018年・厚労省「国民健康・栄養調査」）。厚労省が掲げる目標摂取量は、それぞれ7・5グラム未満と6・5グラム未満です。これでも多いくらいで、味を調《ととの》えるのに、習慣的に塩を使う和食の唯一の欠点です。WHO（世界保健機関）は1日5g未満を推奨しています。

⑰レモン・骨が丈夫になるひと絞り

クエン酸は免疫力を高めたり、代謝の正常化や疲労を回復させたりする作用があり、柑橘類に多く含まれます。

運動後などに、レモンのスライスを蜂蜜や砂糖をかけて食べることがありますが、クエン酸に糖の吸収を助ける働きがあり、蜂蜜などの糖分をエネルギー源としてすぐに活用で

命を守る食材⑰　免疫力を高める「クエン酸」の宝庫

レモン

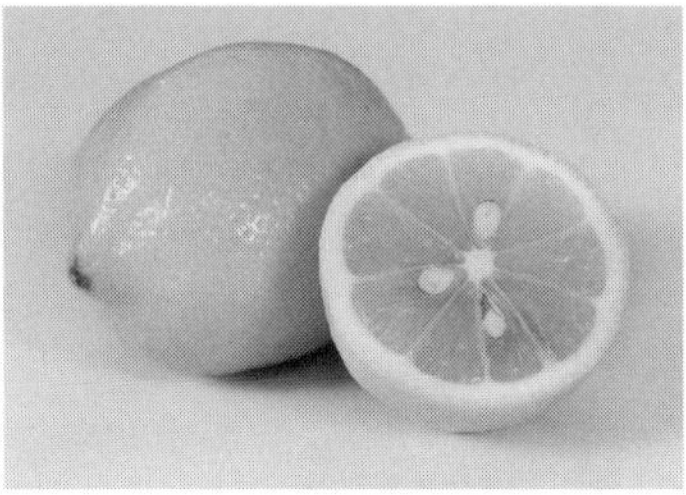

骨粗鬆症《こつそしょう》予防に！

老化を抑える抗酸化物質

エリオシトリン

「レモンポリフェノール」とも呼ばれる。果皮に多い色素成分。肝臓で解毒酵素の働きを高める。筋肉の老化を予防する。

健康効果（予防・改善）

- 代謝の正常化
- 骨を丈夫にする
- 血管障害系の生活習慣病予防

きるからです。

また、クエン酸に体内のカルシウムなどのミネラルを包み込むキレート（ギリシャ語で「蟹のはさみ」）作用があることで、カルシウムの吸収ががぜん良くなります。

焼き魚にレモンをひと絞りをかけるのははおいしいだけでなく、カルシウムを効率よく吸収するのを助けて骨を丈夫にし、骨粗鬆症予防に貢献します。

レモンといえば、ビタミンC。強力な抗酸化力を持ちます。また、果皮に含まれる黄色い色素のエリオシトリン（レモンポリフェノール）も強い抗酸化力があります。

我が家の庭にはレモンの木が10本植えられていて、毎年1200個以上も実っています。

もちろん無農薬なので、皮ごと絞って毎日、飲んでいます。

レモンをはじめとしたグレープフルーツ、オレンジ、温州《うんしゅう》みかん、夏みかん、柚子《ゆず》などの柑橘類はいずれもビタミンCや抗酸化物質、クエン酸の宝庫。柑橘類は高血圧や血流の改善など、血管障害系の生活習慣病にも効果を発揮します。

⑱牡蠣・この成分が生命を維持する

塩分摂取が多くなる一因に、味覚の鈍化もあると考えられます。ミネラルの亜鉛を積極的に摂ることで、自然と味覚は正常に戻ります。

亜鉛は牡蠣《かき》、鰻《うなぎ》、鶏のレバー、牛・豚肉、ごまをはじめとした種実類、納豆や豆腐などの大豆製品から補給できます。牡蠣の含有量は鰻の3倍もあり、2粒で1日の必要量が摂れます。

冬であれば、とくに牡蠣を多く摂ってほしい。「海のミルク」と呼ばれ、亜鉛のほかにも多種多様のビタミン、ミネラルを豊富にバランスよく含み、スーパー栄養食の卵に匹敵する栄養素の宝庫なのです。

命を守る食材⑱　栄養いっぱいの「海のミルク」

牡蠣（かき）

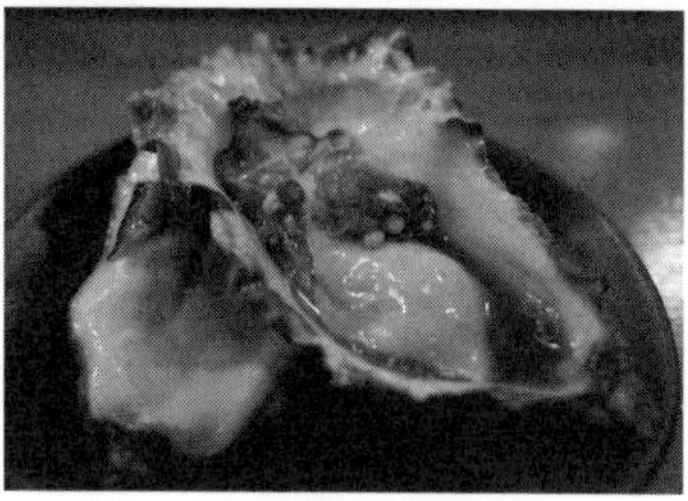

卵に匹敵する
スーパー栄養食材

老化を抑える抗酸化物質

タウリン

恒常性維持（ホメオスタシス）をサポート。そのため、体温や血圧が一定に保たれる。

健康効果（予防・改善）

- 味覚を正常化し、塩分の過剰摂取を防ぐ
- 発がんを抑える

なかでも、私たちの生命を維持するアミノ酸の一種のタウリンが豊富。体には、もともとタウリンがあらゆる臓器や組織に体重の0・1パーセントほど存在していて、脳、心臓、肺、肝臓、網膜、筋肉などに多い。

体には体内環境を一定に保ち、生命を維持できるように調節する、ホメオスタシス（恒常性維持）という機能があります。暑さ寒さなどの体外の環境に左右されずに、体温や血圧が一定に保たれているのは、この機能が働いているからです。タウリンはその作用を持っていて、体が一定の生理機能のもとで働くようバランスをとっているのです。

タウリンは体内でもつくられているのです

が、必要量には足りないため、食材から取り入れる必要があります。蟹、海老、いか、たこ、貝類、青魚、そして鰤《ぶり》や鰹《かつお》の血合いに多く含まれています。

⑲大根・「刺身のつま」が老化を抑える

体を塩害から守るためにも、毎食、野菜をたくさん摂るよう心がけます。

野菜には、過剰な塩分を排出するカリウムが豊富なのです。前述したように、カリウムとナトリウムが体内でバランスがとれていれば、代謝は正常になり、脳や心臓をはじめとした体の機能は完全に働きます。ナトリウムは摂りすぎると高血圧を招きますが、カリウムには血圧を下げる働きがあります。

群を抜いてカリウムの含有量が多いのが、切り干し大根。生の大根の14倍もの量を含んでいます。

天日干しにすることで、切り干し大根には生の大根にはあまりない栄養素が凝縮されています。骨や歯を丈夫にするカルシウム、貧血予防の作用がある鉄分、代謝を促進するビタミンB群の量が桁違いに多く、食物繊維も豊富です。

大根には消化作用があり、よく知られているのがジアスターゼという消化酵素。食物か

命を守る食材⑲　過剰な塩分を排出

大根

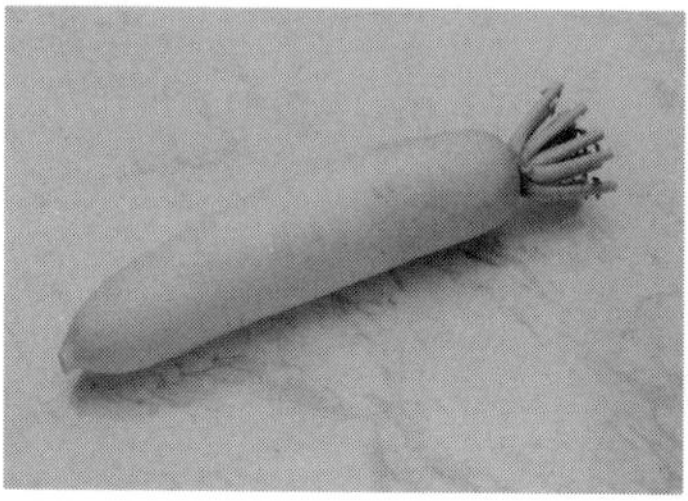

太らない体をつくる

老化を抑える抗酸化物質

イソチオシアネート

血栓を予防し、発がんを抑える。

健康効果（予防・改善）

- 豊富なカリウムが過剰な塩分を排出
- 貧血を予防
- 切り干し大根が骨や歯を丈夫にする

ら得られる消化酵素なので、食物酵素に分類されます。食物酵素は生の食材、発酵食品に含まれます。食物繊維との相乗効果と代謝の活発化で、肥満を予防・解消します。太らない体づくりにおおいに役立ちます。

また、焼き魚の焦げを解毒するオキシダーゼという酵素も多く持ちます。焦げには糖化を進めるＡＧＥｓや発がん性のある物質があります。さらには、脂質やたんぱく質を分解する酵素も含まれています。

辛み成分のイソチオシアネートは、殺菌作用があるほか強力な抗酸化物質として血栓防止やがん予防に有効に働きます。

イソチオシアネートは細胞が壊れる際に生

成されるので、刺身のつまのように細かく刻んだり、すりおろしたりすると効率よく摂ることができます。天つゆや焼き魚のおろし、刺身のつまには、このように科学的な根拠があるのです。

▣「決まった時間に朝食を摂る」意味

「免疫生活・7つの新習慣」では、朝食を重視しています。朝食が免疫システムの正常化にかかわっているからです。朝食が持つ意味は大きく、免疫システムだけでなく、心と体を支配するいろいろな生理機能も左右しています。

睡眠と目覚め、血圧の高低、ホルモン分泌など、体にはいろいろな生理機能があり一定のリズムを持ちます。リズムが崩れると、心と体に変調・不調をきたします。規則的に働く生理機能によって胃や腸、肝臓などの臓器が正しく動きだします。そして、免疫システムも正常に保たれます。

規則的なリズムをつくり出すのが、「体内時計」の働きです。毎日の決まった時間の「朝の光」と「朝食」で、時計のスイッチが入ります。

体内時計は時計遺伝子にコントロールされ、脳にある親時計（視床下部《ししょうかぶ》にある視交叉上核《しこうきじょうかく》という領域で時計中枢の役割を担っている）と全身の細胞にある子時計からなります。2つの時計のリズムが合わさると、生理機能は毎日、一定のリズム（概日《がいじつ》リズム）を刻みます。体内時計は、それぞれの生理機能がもっとも働く時刻にピークを持ってくるように整えます。

概日リズムの周期が24時間超もあるので、体内時計は外界の時間と一致させるために毎日、リセットします。親時計は朝の光を感じることによって、針を合わせます。子時計は朝食で糖質とたんぱく質を摂ることで、リセットされます。2つの時計のリズムが合わさることで、生理機能が一定のリズムを刻むのです。

体には日が昇ると体温、血圧が、朝食で血糖値、基礎代謝が上がるリズムが備わっています。目に入る朝の光が、その合図になります。朝食の糖質は血糖値を上げ、たんぱく質が筋肉を増強して体温を上げます。私たちは毎朝、こうして体を目覚めさせて活動態勢をとるのです。体は体内時計の働きで、食事のリズムを記憶します。毎日決まった時間に朝食を摂る意味が、ここにあります。

うまくリセットされないと、実際の活動に体がついていけない、いわゆる時差ボケの状態を招きます。朝食を抜いたり、起床してから朝食までの時間が長かったりすると、親時計と子時計のリズムが合わなくなって、脳と体がアンバランスの状態におちいります。起床後1時間くらいのうちに、朝食を摂るようにします。糖尿病やがんなどの病気は、体内時計の乱れが関係していることがわかっています。慢性的な体内時計の乱れが免疫老化を促進する、という研究報告もあります。

夕方になると、寝つきをよくして熟睡をもたらすホルモン、メラトニンの分泌が始まります。朝の光を目に入れて15～16時間後、メラトニンが大量に分泌されて眠気をもよおします。明け方になって減少し、目覚めます。明るい環境では、ほとんど分泌がありません。メラトニンは、睡眠と目覚めを規則正しく誘う作用があるホルモンなのです。

メラトニンには強力な抗酸化作用があって老化を抑えることから、「不老長寿ホルモン」の異名をとります。免疫力を高め、がんを予防する働きもあります。朝食でたんぱく質を摂ると、分泌量が増えるといわれています。

シフトワーカーで夜間勤務が多い人は、この恩恵が得られません。照明が明るい環境で働くために、メラトニンの分泌がほとんどなくなるからです。そのために、女性は乳がんのリスクが高まることがわかっています。

朝、食が進まないという人は少なくありません。無理して食べることはないのですが、なるべくヨーグルトや野菜・果物のスムージーや豆乳入りの生ジュースを自家製で飲むようにしましょう。糖質とたんぱく質を摂るのです。

■空腹が免疫力を高める！なぜか？

食習慣で見直したいのが、1食の食事量と朝昼夕3食の質と量のバランスです。「免疫生活・7つの新習慣」の根幹をなすのが「済陽式食べ方」で、とくに決まった時間の朝食とともに「腹八分目」を最重要視しています。

腹八分目は、いいかえれば満腹になるまで食べないという意味。1度の量だけでなく、1日の総量にも気を配ります。満腹は活性酸素を大量に発生させるうえ、お腹いっぱい食べることが多いと、過剰な食事量で食後高血糖が慢性化します。さらには、免疫力の低下まで招きます。体は消化酵素と、免疫力を維持する働きがある代謝酵素を持ちます。ともに、たんぱく質からつくられます。2つの酵素の量は反比例の関係にあり、消化酵素が過剰に使われると、そのぶん代謝酵素がつくられなくなります。消化酵素をたっぷり消費するような食べ方をしていると、だんだん免疫力は弱くなってしまいます。

腹八分目の食べ方には、3つのポイントがあります。

1. 一汁三菜《いちじゅうさんさい》
2. 朝昼夕の3食は「3：4：3」の比率で
3. 空腹感がなければ食べない（朝食は別・前項参照）

食事は和食が望ましく、伝統的な「一汁三菜」だと栄養素とカロリーは過不足なくバランス良く摂ることができ、量も腹八分目に抑えられます。洋食や中華はどうしても一皿盛りや丼物になりがちで、バランス良く栄養素を摂るには難点があります。また、油脂を多く使うので、高カロリーになります。パンにもたっぷりの油脂が含まれています。

腹八分目とはどのくらいの食事量なのか、具体的に説明しましょう。主食のご飯は、茶碗1膳（150グラム）。主菜1品は肉でも魚でも手のひらにのるくらいのサイズ（80〜

100㌘)で、魚だと鮭の切り身1切れに相当。良質のたんぱく源で脂質も含む納豆1パックも卵1個も豆腐半丁も、単品で主菜になります。もちろん、副菜でもかまいません。副菜2品のうち、1品は野菜。加熱した野菜なら握りこぶし大で、生野菜だと両手盛りほどの量。海藻や豆、いもも副菜で摂ります。じゃこ、漬け物は別枠扱いです。

通常、朝昼夕のうち、夕食が質・量ともに偏重《へんちょう》されています。朝は食事量が足りず、夕は過剰という傾向にあります。若い世代では、「2：3：5」という比率の人が少なくありません。

一般に、昼食は軽視されがちです。とくに、男性は仕事が忙しいからと糖質主体の丼物や一皿盛りの食事に偏ります。こうした食事は必要な栄養素が取り込めず、また十分なエネルギー補充にもなりません。日中バリバリ活動するために、たんぱく質をメインに脂質の多い食材を昼食で摂って、昼食を質・量ともにもっとも重視したいものです。

体に蓄積された脂肪は夜間に燃焼し、エネルギーに変換されます。したがって、夕食でのエネルギー補充は日中ほどには必要ありません。たくさん食べてしまうと、消化の作用が盛んになり脂肪の燃焼が阻害されます。そのうえ、消費できないエネルギーが脂肪として蓄積されてしまいます。食後は活動量が少なく寝るだけの夕食では、栄養素は効率的に吸収されずに、中性脂肪となって溜め込まれてしまうのです。同じ食事量なら、夕食で摂るほうが太りやすくなります。むしろ、夕食は摂らないほうが良いくらいなのです。

夕食では糖質と脂質を制限し、そして全体のボリュームを少なめにします。たんぱく質と、食物繊維を多く含む野菜などの食材をメインにします。朝昼夕の食事バランスは、「3：4：3」に変える必要があります。

そういう私は、朝からフル稼働するために、朝食を重視しています。

5時過ぎごろ、野菜・果物ジュースで始まります。ご飯に具だくさんの味噌汁、ポーチドエッグ、じゃがいも料理、大根おろし、ヨーグルトが定番。ご飯は飽きないように白米、発芽玄米、雑穀米をローテーションにして摂っています。白米には、必ず納豆をつけてビタミン・ミネラルを補います。昼食はゆっくり摂れないので、りんご1個とヨーグルト500グラム。粗末なようですが、糖質、脂質、たんぱく質、ビタミン、ミネラル、そして食物繊維がしっかり摂れる合理的な昼食です。

夕食は会食が多いこともあって、制限はゆるやか。しかし、肉は週に1回程度に控えています。自宅では原則、ご飯は食べません。魚によるたんぱく質の主菜に、茶碗蒸しやおひたしなど副菜を1品。焼酎かウイスキーのお湯割り2杯の晩酌をします。イカやうるめ

一汁三菜

基本の朝の食卓は和食

主食

●ご飯

茶碗に軽く1膳。食べても少なめに2膳まで。

汁

●味噌汁

1杯。野菜メインの具だくさん

主菜

●たんぱく質主体

魚の切り身、卵、豆腐半丁などから1品。

副菜

①納豆1パック+じゃこ（主菜にもなる）
②生野菜サラダなどの野菜もの

朝・昼・夕3食のバランス

3：4：3

朝食　糖質とたんぱく質メインに脂質を少量
昼食　たんぱく質と脂質をしっかり。ボリューム多く
夕食　糖質と脂質を制限。ボリューム少なめ

鰯、落花生、チーズを酒の友にしています。私の3食バランスは「5：2：3」というところでしょうか。

「空腹でなければ食べない」というのは、食事量の調整になります。腹八分目は満腹感をもとにした物差しですが、適切なカロリー量も意味しています。

長生きできる人とできない人の違いは、長寿遺伝子のスイッチが入っている状態かそうでないかにある、といわれています。長寿遺伝子のスイッチをオンにするには、食事のカロリー量を減らせばいいのです。カロリー量が減る状態が続くと、体は危険と判断し、眠っている長寿遺伝子にスイッチを入れます。スイッチオンになった長寿遺伝子は細胞の劣化を防ごうと活性化して、体の老化を抑えて若返りを図るのです。

もうひとつ、空腹には大きな意味があります。免疫細胞のマクロファージは、血液中の栄養素を餌にしています。空腹のときはその餌が不足しますから、ウイルスへの貪食力は高まり、マクロファージが活性化するのです。また、空腹は体温の上昇を導きます（後述）。温かい体では、NK細胞が活性化します。

就寝は、夕食後から少なくとも2時間はあけます。夜間、胃腸の機能が高まり、取り込まれた栄養素は十分に消化・吸収されます。睡眠中に分泌が盛んになる成長ホルモンの働きで筋肉がつくられたり、日中に傷ついた細胞が修復・再生されたりします。また、前述したように、脂肪も燃焼します。

成長ホルモンは血糖値が上がっていると、分泌が抑えられてしまいます。飲食後すぐの就寝は、血糖値が上がったままの状態で眠りにつくことになり、代謝を妨げます。また、睡眠中に消化が行なわれるために、胃が疲れてしまいます。小腹がすいたころに就寝する習慣を持つと、体はリフレッシュして疲れが抜けやすくなります。

「唾液の力」で、ウイルスを門前払い

食事にかける時間も、免疫システム増強に重要な条件です。ゆっくり食べることで、食欲を抑えたり血糖値の急上昇を防いだりします。ゆっくり食べるには、噛む回数を多くします。よく噛むことで、新型コロナの感染リスクも軽減するのです。

1度の食事に、最低20分はかけたい。「お腹いっぱい」という信号が脳の満腹中枢と呼

ばれる神経に送られるまで、およそ20分かかるのです。硬い食材でも軟らかい食材でも、一口30回を目安に噛みます。歯茎や顎の筋肉に分布する神経が刺激され、脳内にヒスタミンという物質が放出されます。ヒスタミンは満腹中枢を刺激して食欲を抑え、さらには中性脂肪を分解します。ちなみに、脂肪の分解というのは、エネルギーとして利用できる段階にするために遊離《ゆうり》脂肪酸（エネルギー源として活用される脂肪分）に変えること。同じような意味で、脂肪の燃焼という言葉が使われますが、正しくはエネルギーとして燃焼されることを、こういいます。

とくに、野菜をよく噛めば、フィトケミカルの効果が上がったり、砕けた食物繊維が胃の中の糖分を吸着して食後高血糖を防いだりします。

噛む回数を増やすと、唾液の分泌が盛んになります。唾液には活性酸素を中和する作用のほかに、消化酵素もたっぷり含まれています。

近年、唾液にインフルエンザや風邪などの感染症の予防、がんや脳卒中などの生活習慣病の予防、歯周病の予防の作用もあることがわかってきました。

唾液にはＩｇＡという免疫成分が含まれていて、体内に侵入しようとするウイルスや細菌などの病原体を口腔《こうくう》内で門前払いしてしまうのです。ＩｇＡは、新型コロナウイルスにも有効な免疫成分です。

唾液の分泌は、加齢で減少します。しかし、唾液の量を回復させることは可能です。まず、こまめな水分の補給を心がけます。よく噛むこと、そして私の習慣のこんぶしゃぶり（第1章既出）も有効です。逆に、揚げ物やインスタント食品に含まれる脂質は、唾液の質を悪くします。注意したいのはたばこで、喫煙は唾液量を減少させる大きな要因です。

■40歳からは、食習慣を変えなさい

新型コロナの感染者数は、行動範囲の広い20代・30代が圧倒的に多い。しかし、重症化リスクが高まるのは、40代から。けっして、加齢だけが原因ではありません。40代の食習慣が大きく関係しているのです。

40代になると、体を支えるエネルギー源が切り変わります。

通常、たいがいの人は30代まで、主たるエネルギー源をごはんなどの糖質に依存してい

ます。ところが、40代では脳と体に必要な栄養素が質・量ともに替わります。

私たちの体は食べ物からエネルギーを取りだす際に、2つの異なる方法を使っています。ひとつは無酸素下で大量の糖質だけを材料にする「解糖系《かいとう》」という仕組み。もうひとつは有酸素下で糖質、脂質、たんぱく質、ビタミン、ミネラルを材料にする「ミトコンドリア系」と称される仕組みです。

解糖系エネルギーはごはんやパン、いも類など、でんぷん主体の糖質を食事でたくさん摂らなければなりません。酸素が少なく冷えた体、高血糖の体内環境で活発にエネルギーを生み出します。解糖系エネルギーは、「さあがんばろう」と気合を入れるときや短距離走など即効性、瞬発力が求められる際に、細胞内の細胞質でつくられます。

幼年・少年期の体は、細胞分裂が繰り返されて成長していきます。細胞分裂のエネルギーは、解糖系に依存しています。分裂を繰り返して成長・増殖するがん細胞も、やはり解糖系エネルギーを大量に必要とします。

一方、ミトコンドリア系は酸素が十分に行き渡った温かい体、低血糖の環境下で活発化します。特徴的なのは、酸素を用いていることです。ミトコンドリア系エネルギーは、解糖系のおよそ18倍の効率でエネルギーをつくるため、食事は少量ですみます。私が提唱する「済陽式食べ方」は、まさにミトコンドリア系の仕組みを活発化させる食習慣なのです。ミトコンドリア系エネルギーは、仕事などで持続性、安定性を必要とする際に使われます。マラソンやジョギングで消費されるのも、ミトコンドリア系エネルギーです。細胞内の細胞小器官でつくられます。休むことなく働き続ける脳、心臓をはじめとした臓器などに供給されます。

成長期には解糖系がメインで働き、人生後半になると逆にミトコンドリア系が重要な役割を担います。

40代になっても糖質依存で食欲旺盛だと、解糖系からミトコンドリア系への切り替わりがうまくいかなくなります。解糖系エネルギー主体の体は免疫力が低下して、がん細胞の成長・増殖を促します。また、血管系疾患や糖尿病も引き起こしやすくなるのです。さらには、新型コロナへの感染もしやすく重症化のリスクも高まります。

ミトコンドリア系主体への切り替えがうまくいけば、体は高体温になり、血糖もコントロールされます。結果、NK細胞ががんばる免疫力の強い状態を保つことができて、がんや糖尿病など人生を壊す病気、そして新型コロナから体を守ることができます。だからこそ、ミトコンドリア系エネルギーが重要なのです。

ミトコンドリアは、1つの細胞に1個から数千個存在します。40歳前後、食習慣の乱れや運動不足などによって、その数を減らしていきます。

しかし、ミトコンドリアは減っても、何歳になっても簡単に増やすことが可能です。食事の前に適度な空腹の時間を持ったり、全身浴で体を温めたり、大股早足ウォーキング、背筋伸ばしなどの運動の継続でミトコンドリアは増えます。

■シフトワーカーのための生活習慣

夜間勤務がある看護師さんや警備員さんのようなシフトワーカーだと、体の自然なリズムに合わせた「免疫生活・7つの習慣」はハードルが高いと思われるでしょう。たしかにメラトニン効果はフルに得られませんが、その生活のなかで規則的なリズムをつくることが大事です。

不規則な生活のなかでも、規則的なリズムをつくることは難しくありません。たとえば、こんなつくり方はどうでしょうか。

●夜勤終了後、ただちに帰宅して正午ごろまで眠る
●午後はつらくても起きている
●眠気に勝てなければ、30分以内の仮眠をとる（30分以上眠ると深い睡眠に入り、夜の寝つきを悪くします）
●昼間勤務のときと同じく、たとえば夜11時に就寝

夜勤明けの日の睡眠が少なくても、翌朝はいつもと同じ時間に起きて朝の光を浴びます。これを続けると、不規則な勤務体制にスムーズに対応できる睡眠リズムができて、良い眠りが確保できます。大事なのは、起床時間を変えないことです。体内時計が乱れて、メラトニンの分泌がより乱れるからです。

食生活は、やはり昼食を中心にリズムをつくります。

1. 昼食はしっかり摂る
2. 遅い朝食の場合はヨーグルトか生野菜
　自家製の野菜・果物のスムージー、生ジュースでも良い。

3. 夕食は少なめ
4. 夜食は低脂肪低カロリーのものを

勤務開始時間が夕方なら、午後、小腹がすいたころに軽くおにぎりか全粒粉のパンを野菜と一緒に摂ります。甘いものやスナック菓子は禁物です。

第３章

「快腸」から、免疫力が湧いてくる

健康長寿の鍵を握る「腸内善玉菌」の増やし方

■詰まる腸、縮む寿命

年々、大腸がんになる人が男女とも増加傾向にあります。罹患者数《りかんしゃすう》をみると、全がんで男性が3位で女性は2位。男女合わせるともっとも多い（国立がん研究センター「がん情報サービス」２０１８年）。大腸がんになりやすい体となりにくい体、その差に「出す力」があります。出す力とは「排便力」のことで、便秘は大腸がん予防の最大の障害だと考えています。

厚労省の調査によると、慢性の便秘を訴える人の割合は、全人口では１０００人あたりで男性が24人、女性は46人（厚労省「国民生活基礎調査」２０１６年）。高齢になるほど増加し、男女差はあまりなくなります。日本の総人口約1億３０００万人（男女半数として）で単純換算すると、慢性便秘人口は約４５５万人（男性約１５６万人・女性約２９９万人）にもなります。

便秘は「3日以上、便通がない場合」と定義されています。慢性便秘は排便が週に3回未満ペースであることが一般的。

便秘と下痢。どちらも体の不調を示すサインですが、体にとってより悪い害をもたらすのは便秘です。

便秘をすると、腸内細菌の悪玉菌が増えてきます。悪玉菌は腸内に貯留《ちょりゅう》するたんぱく質を腐敗させ、アンモニア、硫化水素、インドール、スカトール（いずれも悪臭成分）など発がん性の強い有害物質をつくり出します。日本で増えている、大腸がんのリスクを高める大きな要因なのです。

腸には、およそ70パーセントの免疫細胞が集結する腸管免疫が存在します。そこに、発がん物質が長く留《とど》まることが体に良いはずはありません。また、有害物質の毒素は血液とともに全身をめぐるため、細胞や臓器の働きを悪化させ、免疫不良を招きます。そして、老化を進めていきます。「便秘が寿命を縮める」という研究報告（アメリカ・メイヨー大学・2010年）もあります。

大腸がんには、直腸がんと結腸がんがあります。

動物性の脂肪を摂ると、消化を助けるために胆汁《たんじゅう》酸が肝臓でつくられて分泌されます。消化を終えた胆汁《たんじゅう》酸は大腸に運ばれ、悪玉菌などに分解されて二次胆汁酸になります。このときに発がん物質がつくられて、大腸の粘膜にがん発生のリスクが高まります。大腸がんができやすい部位は、直腸とそれにつながるS状結腸で、全体の70パーセントを占めています。とくに、S状結腸には便が長い間、溜まっています。

便秘が起こる原因は食物繊維の少ない食事、偏食やダイエットによる極端に少ない食事量、水分摂取不足、腸の蠕動《ぜんどう》運動（収縮しながら便を送り出す運動）の低下、排便反射の低下、そしてストレスなどが病気以外の要因として挙げられます。

食物繊維や食べる量が少なくなると、便の量が少なくなったり、腸の蠕動運動が不活発になって便を押し出す力が弱まったりします。

水分の不足も、便を固くしてその移動を妨げます。排便反射というのは、直腸が便に刺激されて便意をもよおすこと。

腸の活動は、自律神経の副交感神経が支配しています。副交感神経は睡眠時のようなリラックス時に優勢に働き、蠕動を活発にして便通を促します。ストレスを感じているときは、逆の働きをする交感神経が優勢になっているので、スムーズな排便が起こりにくい。

つまり、快眠が最高の便秘予防策になるのです。

■夕食後のヨーグルト、翌朝ドカッと便秘解消！

腸の蠕動がスムーズに行われるとき、たくさんの体熱を生み、エネルギーとなって消費されます。心臓を動かしたり脳を働かせたりして生命を維持するエネルギー消費を「基礎代謝」というのですが、その基礎代謝は、蠕動に負うところが大きい。蠕動がパワー不足になると、基礎代謝は低下します。新陳代謝が不活発になり、自律神経もホルモン分泌もバランスを崩します。結果、老化がスピードをもって進んでいくのです。

快便はがんにならない体をつくるのですから、いいかえれば、快便時は免疫力が強い体であることを示しています。快便とは1日1便以上を意味します。それも、1便めは決まった時間の定期便が望ましいのです。では、快便を習慣づけるためには、何をすれば良いのでしょうか。

起床したら、コップ1杯の冷水を飲みます。寝起きの冷たい水は「びっくり水」といって、腸の蠕動を促します。しかし、水は常温でも、人によっては体へのストレスになります。そんな人にすすめたいのが、40～50度のぬるめの白湯《さゆ》。あるいは、気分を整える作用のあるミントのハーブティーや紅茶をやはりぬるめで。

決まった時間の朝食では、食物繊維の多い野菜、納豆、味噌、ぬか漬け、そしてヨーグルトなどの発酵食品を努《つと》めて摂ります。腸内に善玉菌を増やして、腸内環境を整えます。コントレックスなど、マグネシウムを含んだ硬水を飲むのも便通を促します。朝食後は、軽いストレッチでお腹に刺激を与えます。

そして、やはり決まった時間に便座に座るよう習慣づけましょう。便秘がちな人も、出ても出なくても座るのです。少なくとも1週間も続けていれば、排便反射がよみがえります。日中には、「免疫生活・7つの新習慣」の筋力ウォーキングも欠かさずに。

とにかく、便秘は最悪の腸内環境を示しています。がんこな便秘の場合は、夕食後に400グラ《ムグラ》ほどのヨーグルトの摂食をすすめます。即効性があるので、翌朝、無臭の便がびっくりするほどドカッと排泄されます。

キウイにも、便秘解消の作用があります。たんぱく質の摂りすぎが原因の悪臭便のとき、キウイは悪臭を和らげ腸内環境を整えます。便の悪臭は、毒性がある証拠です。無臭の便は腸内の異常発酵がなく、環境が良好であることを示しています。

■日本人の腸は、悪玉菌が増えやすい

腸管免疫はデリケートなシステム。腸内環境にその能力が左右されます。小腸のパイエル板に集結する70％《パーセント》もの免疫細胞の働きは大腸・小腸に生息する、1000種類100兆個ともいわれる腸内細菌の作用に依存しています。悪玉菌が増えれば、悪玉菌がつくり出す有害物質に、免疫のパワーが負けてしまうのです。

腸内細菌は腸壁の粘膜にびっしりと棲みつき、その多くは大腸でまるで草花の群生のように繁殖していきます。菌の総量は1～1・5㎏《キログラム》で、肝臓と同じくらいの重さ。群生は花畑にたとえられ、「腸内フローラ（細菌叢）」と呼ばれます。毎日、この花畑で健康維持に有用な善玉菌と有害物質をつくり出す悪玉菌、そしてどちらでもない日和見《ひよりみ》菌が生存競争を繰り広げています。

善玉菌と日和見菌、悪玉菌の勢力バランスが「2：7：1」にあると、腸内環境は健康的といわれています。しかし、最近の研究では、善玉菌のなかには働きの悪い菌が存在し

たり、悪玉菌や日和見菌に良い働きをする菌もいたり、また、勢力バランスも個人差があるとわかってきました。研究報告によれば、腸内フローラは、その人にもっとも適した細菌の種類による構成になっているといいます。

腸内細菌は食べ物の残りかすを餌にして、いろいろな代謝物や成分を生み出し、私たちの体にいろいろな影響を与えています。菌ごとに餌の好みが決まっています。ある特定の菌の排泄物を餌にする菌もいるのです。その菌の排泄物を食べる菌もいて、腸内細菌は食べ物の連鎖でつながっています。連鎖の過程で発生する、代謝物や成分の一部が腸から吸収されて、私たちの体に影響を与えるのです。良い影響を与えるのが善玉菌で、悪い影響を及ぼすのは悪玉菌です。

善玉菌の乳酸菌が産生した代謝物、成分は免疫細胞を増やして免疫を活性化させたり、過剰な免疫を抑制したりするのです。乳酸菌の仲間のビフィズス菌は、乳酸と酢酸をつくり出し、酸に弱い悪玉菌の増殖をおもに大腸で抑えます。乳酸菌もビフィズス菌もヨーグルトに豊富で、餌として野菜などに含まれる食物繊維やオリゴ糖を好みます。

悪玉菌の代表格は、大腸菌とウェルシュ菌、ブドウ球菌。肉食、ストレス、老化などによって繁殖力を増します。腸内腐敗を起こすとともに、毒素を発生させて大腸がんをはじめいろいろな腸の病気の原因になります。毒素は血管を収縮させて血流を悪くするため、体は冷えやすくなります。血流が滞れば、免疫細胞に酸素や栄養素が十分に行き渡らなくなり、免疫細胞が体の隅々まで運ばれなくなります。

腸内フローラは、食事によってその姿を大きく変えます。良い働きをする善玉菌が好む餌を食べ続けて善玉菌を増やすことが、良好な腸内環境の維持につながります。便秘、下痢は善玉菌の減少を示しています。悪玉菌をなくすことは、残念ながらできません。外界に有用な菌と有害な菌が共存しているように、腸内にも善玉菌と悪玉菌が共存しているのです。悪玉菌に分類される菌のなかには、免疫機能を高めたり消化・吸収を助けたりする働きを持っている菌もいます。とはいえ、やはり悪玉菌を増殖させないことが重要です。

近年、食の欧米化とともに野菜や果物、きのこ、海藻類に豊富な食物繊維の摂取量が減ったことで、日本人の腸内フローラは悪玉菌が増殖しやすくなっています。

悪玉菌は高脂肪・高たんぱくの食事と過剰な塩分を好みます。免疫機能の維持・向上に、たんぱく質は必須の栄養素です。ですが一方で、たんぱく質の摂りすぎに注意して、適量の食事を心がけましょう。

日本人はたんぱく質の消化力が低く、摂りすぎは腸内腐敗の大きな原因になります（第

2章既出）。夕食で肉をしっかり食べた翌朝、起きたときにだるさを感じることはありませんか。消化が就寝中にも行われていて、体がきちんと休息できていないからなのです。たんぱく質は、腸で毒性の強いアンモニアなどを発生させます。高たんぱく食が日常化していると、毒素を処理する肝臓と腎臓がオーバーワークになって、健康障害につながります。たんぱく質の摂りすぎに注意して、適量の常食を心がけましょう。

夕食にたんぱく質を摂る必要がありますが、消化しやすい低脂肪の食材を摂るようにします。たんぱく質なら、肉も魚も大豆も同じです。夕食では、なるべく魚や大豆からたんぱく質を摂るようにしましょう。やはり、摂りすぎは厳禁です。

■日本の発酵食品は乳酸菌が強い

善玉菌は食事で増やすことができます。方法は2つ。

ひとつは、発酵食品を毎日摂って善玉菌を補充する方法。

もうひとつは、食材で善玉菌を繁殖させる方法。

前者を「プロバイオティクス」と呼びます。プロバイオティクスは、「生きたまま腸に届いて有用な働きをする微生物」を指します。後者は「プレバイオティクス」といわれ、「善玉菌が生息するための環境づくり」を意味します。

腸内環境を整えるもっとも代表的な微生物は、乳酸菌とビフィズス菌です。乳酸菌、ビフィズス菌が豊富なプロバイオティクス食材といえば、発酵食品のヨーグルト。

乳酸菌はがんの予防・改善に、おおいに効果を発揮していることが証明されています。また、小腸の粘膜を刺激したり、NK細胞を活性化させたりして免疫力を向上させます。

ビフィズス菌の働きの特徴は、整腸作用にあります。腸内環境を酸性に改善し、悪玉菌の増殖を抑えることによって、悪玉菌によって生成されるアンモニアやインドール（悪臭成分）などの腸内腐敗産物が減少します。その結果、下痢の発生を抑えたり便秘を改善したりします。

ヨーグルトのほかに、乳酸菌が豊富な発酵食品には味噌、酢、ぬか漬け、納豆、それにキムチなどがあります。日本の発酵食品は胃酸に強く、乳酸菌は生きたまま腸に届きます。

ビフィズス菌は食事で摂ったオリゴ糖を分解して、乳酸や酢酸をつくり出します。オリゴ糖は、よほどの偏食でないかぎり、毎日の食生活で十分に摂取できている糖です。玉ねぎ、キャベツ、アスパラガス、じゃがいも、ごぼう、にんにく、とうもろこし、りんご、バナナなどの野菜や果物、そして味噌、しょうゆ、納豆、豆腐などの大豆製品に多く含まれています。

⑳ヨーグルト・夕食後に食べる——理由は？

ヨーグルトに含まれる動物性の乳酸菌は、多くが胃酸に弱く胃で死滅します。しかし、死んでも食物繊維と似た働きをして、腸をきれいにする効果があります。そもそも、生きた菌であろうと死んだ菌であろうと、菌体に含まれる成分によって、腸に集まっている免疫細胞が刺激されるのです。

ただ、乳酸菌はビフィズス菌と違って腸に定着しないので、毎日摂る必要があります。胃酸の影響を受けにくい食後30分以内に、1日200グラム（理想の量）を摂るようにします。

ヨーグルトはいつ食べても良いのですが、ヨーグルトにはカルシウムが多く含まれています。夕食時に食べると、カルシウムの吸収率が高いことがわかっています。

命を守る食材⑳　腸内清掃なら、乳酸菌

ヨーグルト

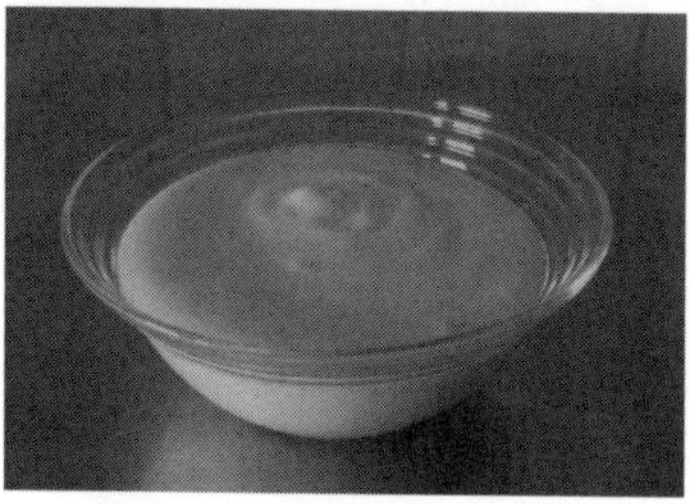

夕食後、30分以内に
食べるのがベスト！

おもな健康・栄養成分

乳酸菌

ビフィズス菌、カルシウム、たんぱく質、糖質。

健康効果（予防・改善）

- がんの予防・改善に主役級の働き
- ＮＫ細胞を活性化
- 腸内悪玉菌の増殖を抑え込む。
- 骨を丈夫にする

また夜間、私たちの体では睡眠中に分泌される成長ホルモンの働きで、たんぱく質を材料にして日中に傷ついた細胞が修復されたり筋肉がつくられたりしています。夕食後のヨーグルトが、そのたんぱく源になります。

夕食でご飯などの糖質の主食を摂らないとなれば、ヨーグルトは食べる量によっては主食代わりになります。

こうしたことから判断すると、「ヨーグルトを食べるのは夕食後がベスト」といえるでしょう。

▣食物繊維は、生活習慣病の予防薬

プレバイオティクス食材は野菜や果物、きのこ、海藻を指し、これらに豊富な食物繊維は善玉菌が生息・増殖するための環境をつくります。

食物繊維には便を軟らかくしたり便量のかさを増やしたりして、便秘を予防・改善する働きもあります。

プレバイオティクス食材は、プロバイオティクス食材とともに、健康な腸活や生活習慣病の予防・改善に必須の食材なのです。

食物繊維は、「水溶性食物繊維」と「不溶性食物繊維」に大きく分けられます。プレバイオティクス食材には水溶性も不溶性も含まれていて、ほとんどは不溶性の含有量が多い。食物繊維は、消化されずに大腸にまで届けられます。栄養素は含まれていませんが、多様な効用から「第6の栄養素」とされています。善玉菌を増やすこととともに便秘、生活習慣病の予防・改善が最大の効用です。

厚労省の「日本人の食事摂取基準・２０２０年版」では、食物繊維の摂取目標量が18～64歳では1日あたり男性21グラム以上、女性18グラム以上と定められています。しかし、２０１５年の「国民健康・栄養調査」（厚労省）によると、実際の摂取量は20歳以上で1日に平均15グラムしか摂取できていません。とくに、水溶性の摂取が少ないという調査結果が出ています。野菜の摂取量が減少しているからです。

食物繊維20グラムの摂取となると、どれほどの量の食材を摂ることになるのでしょうか。

食物繊維量が多いこんぶだと可食部１００グラムあたり27・1グラム、皮つきじゃがいもは9・8グラム摂れます。じゃがいもは水溶性が5・4グラムと、不溶性（4・4グラム）よりも多く摂れる数少ない食材です。キャベツは1・8グラムで、葉物野菜は1～2グラム台が多い（いずれの数値も文部科学省「日本食品標準成分表２０１５」より）。成分表と首っ引きにならなくても、野菜なら1日4～5色を生で両手盛り以上を目安に摂っていれば、目標量は十分にクリアできます。海藻類、いも類、きのこ類には多いと覚えておきましょう。

水溶性食物繊維は、水に溶けやすい食物繊維です。粘着性が強く、水分をたくさん含んでいて便を軟らかくします。腸内ではゲル状になって腸壁に溜まった脂肪や食べかす、有害物質などを吸着し、便として排泄します。

食物繊維の効用

「水溶性」と「不溶性」に分類される

腸内善玉菌を増やし、生活習慣病の予防・改善に貢献大

水溶性食物繊維の働き	不溶性食物繊維の働き
●特徴 水に溶けやすい。粘着性が強く、水分をたくさん含んでいて便を軟らかくする。腸内ではゲル状になって腸壁に溜まった脂肪や食べかす、有害物質などを吸着し、便として排泄。	●特徴 水に溶けにくい。胃や腸で水分を吸収して大きく膨らみ、便量のかさを増やす。膨らむことで腸を刺激して蠕動運動を活発にし、がんこな便秘でも便通を促す。
●豊富な食材 海藻類、納豆などの大豆類やイモ類、筋の少ない野菜、果物。	●豊富な食材 穀類、根菜類など筋の多い野菜や切り干し大根、ひじき、きのこ類がある。

また、コレステロールを吸着して排出する作用があり、コレステロール値を低下させます。さらに、ナトリウムを排出する効果があるので血圧を下げます。食後の血糖値の急上昇を抑える作用もあるのです。胃腸内をゆっくり移動して消化・吸収に時間がかかることから、お腹がすきにくく食べすぎを防ぎます。動脈硬化や糖尿病をはじめ、いろいろな生活習慣病の予防・改善に効果があるのです。善玉菌の餌となるのは、ほとんどが水溶性です。水溶性食物繊維の含有量が比較的多い食材は海藻類、納豆などの大豆類やいも類、筋の少ない野菜、果物など。

一方、不溶性食物繊維は、その名のとおり水に溶けにくい食物繊維。胃や腸で水分を吸

収して大きく膨《ふく》らみ、便量のかさを増やします。また、膨らむことで腸を刺激して蠕動運動を活発にし、がんこな便秘でも便通を促します。悪玉菌が生み出す有害物質を吸収し、排出します。よく噛まないと食べられないものが多く、食べすぎの防止につながります。不溶性食物繊維が多い食材には穀類や根菜類などの筋の多い野菜、切り干し大根、ひじき、きのこ類があります。

下痢の場合、腸が過敏になり消化吸収力が低下しています。そのため、腸に刺激を与えやすい不溶性食物繊維の多い食材を控え、消化吸収の良い水溶性食物繊維を多く含む食材を摂るようにします。

㉑こんぶ・生命力が旺盛に！

「ネバネバの食べ物は体に良い」といわれています。こんぶなどの海藻のネバネバ・ヌルヌルの成分は、フコイダンという水溶性食物繊維。多糖類のフィトケミカルです。NK細胞などの免疫細胞を活性化させ、がん予防に効果を発揮します。脂質の吸収を抑える働きもあり、ダイエット効果があります。済陽式食事療法では、海藻の摂取を奨励しています。

こんぶ

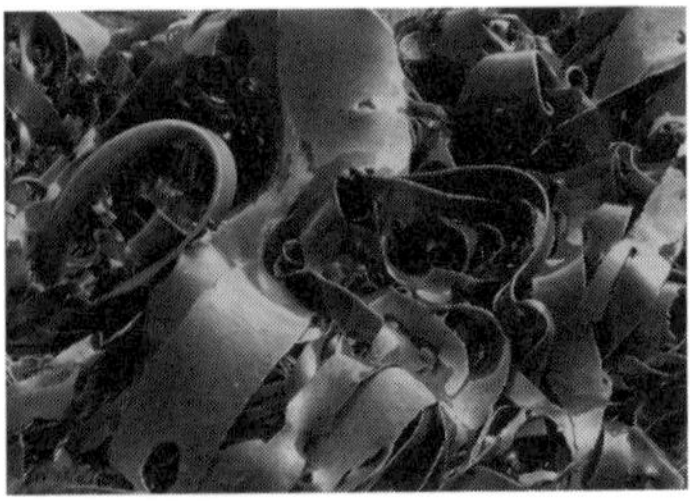

酢こんぶで
代謝がグンと上がる！

おもな健康・栄養成分

フコイダン

食物繊維。ほかにアルギン酸、たんぱく質、糖質、ヨード、カリウム。

健康効果（予防・改善）

- ＮＫ細胞を活性化
- 脂質の吸収を抑えてダイエット効果
- 血圧の上昇を抑える
- 悪玉コレステロールを減少する
- 基礎代謝を盛んにする
- 細胞老化を抑える

低カロリーで多様なビタミン・ミネラルが詰まっていて、しかも食物繊維の含有量が多いからです。

また、海藻に多く含まれるアルギン酸という水溶性食物繊維は、血圧の上昇や悪玉コレステロール値の抑制、動脈硬化予防など生活習慣病の予防・改善にいろいろな効果を持ちます。

こんぶにはヨード（ヨウ素）をはじめカリウム、カルシウム、鉄などのミネラル、さらには抗酸化作用の強いビタミンEが豊富に含まれます。ヨードには基礎代謝を盛んにする働きがあり、生命力そのものを旺盛にします。カリウムの含有量も抜群に多く、細胞の老化を抑えます。

わかめ、もずく、ひじきもこんぶと同様の成分を持ちます。海苔《のり》はネバネバ・ヌルヌル成分を持ちませんが、豊富なビタミンB群の葉酸が大腸がんを予防します。海苔の収穫日本一の佐賀県の調査で、海苔をたくさん食べる人に大腸がんは少ないということがわかっています。海藻は種類が多彩で、日本人に親しまれた食材。毎日、1回は食べてほしい食材です。

こんぶでいろいろな栄養成分が凝縮している部位は、根（根こんぶ）のところです。前述（第2章）したように、私は毎朝、はさみで小片に切った根こんぶを緑茶に入れて飲み、十分に軟らかくなったところで口に入れて、通勤時に賞味しています。

出汁《だし》をとったあとのこんぶ、いわゆる「出し殻」には多くの栄養成分が残っています。旨味もほどよく含まれているので、酢こんぶにしたり佃煮にしたりして再活用してはどうでしょうか。

㉒りんご・「蜂蜜入りすりすりおろし」は長寿食品

りんごは不溶性食物繊維が多い果物ですが、大腸がんの予防効果が高いペクチンという

りんご

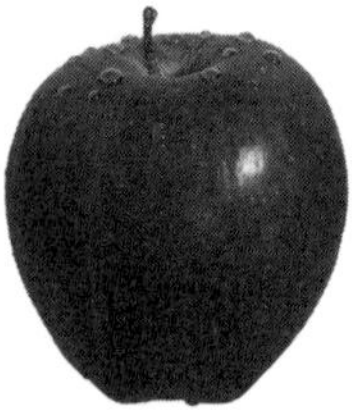

「蜂蜜入りりんごのすりおろし」は長寿食品

おもな健康・栄養成分

ペクチン

食物繊維。ほかにりんごポリフェノール。

健康効果（予防・改善）

- 乳がん細胞の増殖を抑える
- 大腸がんの予防効果が高い
- 悪玉コレステロールを減らす
- 血糖値の上昇を抑える
- 整腸作用

水溶性食物繊維も持っています。

ＬＤＬコレステロール値を下げ、血糖値の上昇を抑えるといった生活習慣病の予防・改善の効果もあります。コレステロール値が低下すれば、高血圧や動脈硬化の予防につながります。

ペクチンはみかんなどの柑橘類、いちご、桃、柿に多く含まれています。

りんごの皮には、強い抗酸化力のあるりんごポリフェノール（数種類のポリフェノール）が凝集しています。乳がんや肝臓がんの細胞増殖を抑止する効果もあります。

りんごの整腸作用は高く、便秘や下痢を解消します。私はお腹の調子が悪い患者さんに、

「蜂蜜入りりんごのすりおろし」をすすめています。「りんご半個に蜂蜜大さじ1杯」程度の量です。りんごは胃腸が疲れているときや、絶食したあとに摂る食べ物として最適なのです。

りんごに蜂蜜を加えて摂ることを、「バーモント健康法」と呼びます。アメリカ・バーモント州に伝わる長寿のための食事療法です。蜂蜜に含まれるいろいろな花粉が腸管免疫を刺激すると、免疫細胞が増えて免疫力が高まり、また蜂蜜本来の殺菌作用も加わって強力な長寿食品になるのです。

㉓椎茸・免疫細胞を増やす、この食物繊維！

椎茸から得られる食物繊維βグルカンには、腸管免疫を刺激してマクロファージやリンパ球（T細胞）を増やし、免疫力を強める働きがあります。抗がん剤や免疫増強剤の材料に使われています。βグルカンには水溶性と不溶性があり、水溶性は大麦に含まれ、きのこ類には水溶性が豊富。

きのこ類には、骨粗鬆症や動脈硬化の予防効果もあります。やはり、椎茸がその代表格。椎茸は天日干しをすると、紫外線によってビタミンDが多量につくられます。ビタミン

命を守る食材㉓　1日1食、健康寿命が伸びる

椎茸

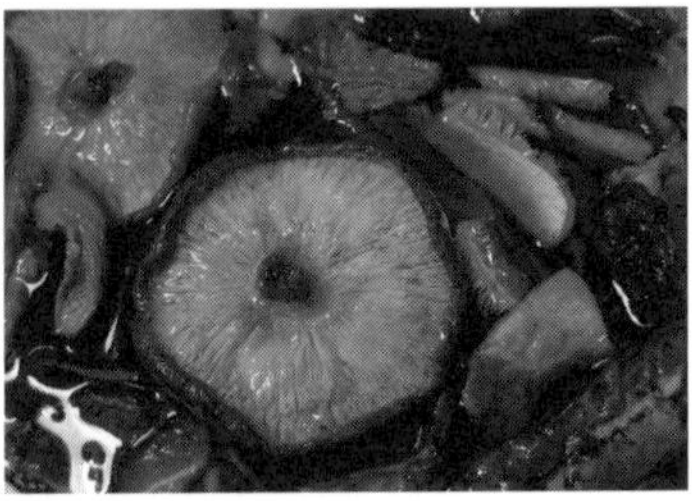

天日干しで、
ビタミンDが豊富になる

おもな健康・栄養成分

βグルカン

抗がん剤の材料に使われる食物繊維。ほかにビタミンD、エリタニデン、たんぱく質。

健康効果（予防・改善）

- 健康寿命が延びる
- マクロファージ、リンパ球を活性化
- 骨粗鬆症を防ぐ
- 悪玉コレステロールの「超悪玉化」を抑える

Dは、骨の主成分のカルシウムの腸での吸収を高め、血液中のカルシウムを骨に運び込んで骨を丈夫にします。

きのこ類のなかでも、おもに椎茸に含まれるエリタデニンに、動脈硬化を引き起こす酸化LDLコレステロールやホモシステインという物質の生成を抑える働きがあります。

椎茸はこんぶ、鰹節と並ぶ出汁の基本。その旨味成分は3種類あります。

こんぶから抽出されるグルタミン酸は鰯やイカにも含まれ、昔から日本人に好まれてきた味です。鰹節に含まれるイノシン酸は、煮干しなど動物性食材特有の旨味成分。椎茸や松茸、しめじなどきのこ類に含まれるのがグ

アニル酸です。3つの成分が組み合わさると、相乗効果で旨味が格段に増します。旨味成分は、すべてたんぱく質の原料になるアミノ酸で、たんぱく質の存在を示すシグナルなのです。きのこは、海藻とともに1日1回は摂ってほしい食材です。

■糖尿病を呼ぶ腸内悪玉菌

腸内フローラの乱れが、糖尿病や認知症の発症のリスクを高めます。また、「腸の老化が寿命を縮める」という研究報告もあります。乳酸菌、ビフィズス菌などの腸内善玉菌は健康長寿と関連があるのです。

腸内フローラは腸だけではなく、便秘と寿命の関係のように、私たちの体全体に影響を及ぼすことがわかってきました。たとえば、腸内フローラは腎臓病の病態にかかわっていて、腸と腎臓と相互に影響しあう「腸腎連関《ちょうじんれんかん》」があることが明らかになってきています。脳ともかかわりがあり、免疫細胞や神経回路を通して影響を与え合っています（脳腸連関）。乳酸菌やビフィズス菌を摂ることで、認知機能が改善されたという報告もあり、認知症との関連研究が進んでいます。

最近、着目されているのが腸内フローラと糖尿病の関係。順天堂大学医学部の研究で、糖尿病患者では腸内フローラが乱れていることが明らかになっています。糖尿病の人の血管内に、腸のみに存在している腸内悪玉菌が見つかるようになったのです（２０１４年）。

腸内フローラが乱れると、悪玉菌が血液中に入り込み、体内に炎症を起こしてインスリンの分泌が低下します。炎症とは細菌や傷、刺激物に対して免疫機能が反応して起こるもので、赤く腫れ、痛くなり、やがて治っていくプロセスです。風邪などの発熱も炎症です。正常な生体防御なのですが、炎症が長引くことで、体に悪影響を及ぼします。また、インスリンの効きも悪くなります。これを「インスリン抵抗性」といいます。インスリン抵抗性が高いほど、血糖値が高くなります。インスリン抵抗性が高くなる原因は、不規則な生活習慣による肥満や運動不足などで、つまり糖尿病発症の原因でもあるのです。

腸内フローラを悪化させるのは、加齢と悪玉菌が好む高脂肪・高たんぱく食です。つまり、腸の老化が腸内フローラの悪化につながるのです。血糖値を上げないために、糖質の摂取を抑えることは重要ですが、制限しすぎると脂肪が多い偏った食事になってしまい悪循環を招きます。

高脂肪・高たんぱくの食事が続くと、腸内環境がアルカリ性に傾いて腸内フローラが乱れる原因になります。ビフィズス菌などの善玉菌を増やして腸内環境を酸性にし、悪玉菌の活性化を抑えて腸内フローラを整える必要があります。

メタボによって糖尿病をはじめ多くの病気が起こるのは、内臓脂肪に炎症が起こり、その炎症が全身に散らばって慢性的な炎症になるからです。慶応大学医学部腎臓内分泌代謝内科の研究で、「脂っこいものをたくさん食べると、まず腸に炎症が起こり、これが引き金となって全身の臓器に炎症が広がることを発見」（『「超・長寿」の秘密』・伊藤裕著・祥伝社）しています（２０１６年）。

健康寿命を延ばすには、腸内フローラを整えることが重要です。腸内細菌は、おもに水溶性食物繊維を餌にして増えていきます。食物繊維が「健康長寿」の鍵を握っている、といえるでしょう。

健康と腸内細菌の関連性について研究が進み、腸内細菌のなかでも「酪酸菌《らくさんきん》」が注目されています。腸内で食物繊維を発酵・分解して酪酸をつくる細菌です。酪酸は脂質を構成する短鎖《たんさ》脂肪酸の一種で、酢酸と同じ仲間です。

酪酸は腸内を弱酸性にして、悪玉菌の増殖を抑えます。弱酸性の腸内は、乳酸菌やビフィズス菌にとって住みやすい環境です。また、カルシウムやマグネシウムなどのミネラルの吸収効率を上げます。酪酸は腸内フローラが健康な状態を保つうえで、重要な役割を果たしているのです。私は食物繊維の多い野菜やきのこ、海藻の摂取をすすめています。その理由に、このこともあるのです。

第4章

体を温める

免疫細胞が活躍する条件

■36度未満は低体温

　免疫細胞が生まれ、育ち、免疫機能を高めるには温かい体内環境が必要です。温かい体とは、熱がつくり出されて体の隅々まで配られ、適温を保つ体。

　体は温かくなると免疫力が上がるとともに、太りにくく、細胞レベルから若々しくなり、腸の蠕動運動が活発になります。


　食事を摂ると、活動するためのエネルギーがつくられ、その際に熱が発生します。熱は体温の維持に用いられます。運動中、筋肉はたくさんのエネルギーを必要としますから、熱も大量に生まれます。運動すると、体が熱くなったように感じるのはこのため。

　エネルギーがつくられるというのは、消費されることでもあります。臓器の活動に、大量のエネルギーが使われます。消費が多い臓器は筋肉、肝臓、脳の順。それぞれ全エネルギーの20～22パーセントを占めます。臓器から発生した熱は、血液によって全身に運ばれます。動脈硬化など血管の状態の悪化、血液の不良、低血圧などがあると、手足の末梢の血流が悪くなり熱が行き渡らなくなって、冷えの原因になります。

熱は自律神経が調節しています。人間は、外部環境の温度によって体温が変動することのない恒温動物。体温（平熱）はどんな環境下でも、よほどのことがないかぎり、37度付近に保たれています。自律神経の調節がうまくいかなければ、寒いところでも末梢の血管が収縮せずに熱を奪われたり、温かい場所でも収縮したままで手足が冷えたりします。

話は前後します。エネルギー消費というのは、「活動代謝」と「基礎代謝」のことです。

「活動代謝」は、日常生活や運動などで消費されるエネルギー。

「基礎代謝」は生命活動の維持のために消費されるエネルギーで、呼吸や体温調節などに使われます。基礎代謝が維持されるからこそ、睡眠中でも脳が働き、心臓も動き、血液は全身をめぐり続けます。基礎代謝は、全エネルギー消費の60～70パーセントを占めています。私たちはあまり体を動かさなくても、たくさんのエネルギーを使っています。基礎代謝は「生命活動そのもの」なのです。

低体温には、基礎代謝が大きくかかわっています。基礎代謝量が少なくなると、体温は下がる傾向にあるからです。平熱が36・5～37度前後であれば、免疫力も基礎代謝もともに高くなります。35・5～36度未満だと、低体温の始まりでがん細胞の増殖に適した体温になります。高齢者の平均平熱は、50歳以下の平均「36・89±0・34度」より0・2度ほど低いとされています。

体温は朝・昼・夜では変化します。3日くらい、午前・午後・就寝前の決まった時間に検温して平均を出してみましょう。

■中年太りになる4大食習慣

血液は全身の細胞に酸素と栄養素を送り届け、老廃物を持ち帰る働きをしています。また、血流にのって免疫細胞がパトロールし、侵入してきたウイルスや発生したがん細胞などを監視しています。これらを発見しだい、攻撃して死滅させます。体温が下がるということは、血流が悪化している状態を示していますから、本来なら病原体や異物の駆除に素早く集結する、免疫細胞の動きが鈍くなってしまいます。

健康な人でも、1日に5000個ものがん細胞ができています。ひとつでも免疫システ

「温かい体」は「若い体」

老化抑制、代謝の促進、免疫力増強、脳機能の強化

①太らない体に
基礎代謝が上がる。

②体が若やぐ
新陳代謝が盛んに。

③内臓脂肪が減る
脂肪が燃えやすくなる。

④血行・血流が良くなる
手足の末端の毛細血管まで
血液がスムーズに。

⑤便秘の予防・解消
腸の蠕動運動が活発に。
大腸がんの予防。

⑥認知症の予防
脳の血行が良くなり、
記憶力の低下も防ぐ。

⑦ストレスに強く
リラックス状態が維持される。

⑧免疫システムが活性化
免疫細胞が増える。

ムをかいくぐってしまうと、倍々ゲームのように増えていきます。免疫力は体温が1度下がると、30パーセントも低下してしまいます。つまり、1500個ものがん細胞が見逃され、増殖していく可能性があるのです。

　体温を上げる方法のひとつが、筋肉を鍛えてその量を増やすことです。この場合の筋肉は骨格筋で、私たちの体を支え、自分の意思で動かすことができる筋肉です。筋肉の量を多くすれば、使われるエネルギー量が大きくなります。なかでも、いちばん大きな筋肉で、もっともエネルギーを消費する太ももの筋肉（大腿四頭筋《だいたいしとうきん》）の量を増やすのです。

　30代に入ると、何もケアしなければ筋肉の量は減りはじめ、年々1パーセントずつ減少していきます。加齢とともに目に見えて衰えるのは、太ももの筋肉なのです。60歳では、25歳のピーク時の60パーセントにまで減少します。エネルギーが十分に消費されない（つくられない）体は疲れやすくなり、太りだして若々しさがどんどん失われていってしまいます。

筋肉量が減りだせば、基礎代謝は40歳を境に下降し、体温も下がっていきます。結果、エネルギーは消費されにくくなり、余ったエネルギーは内臓脂肪としてお腹に蓄えられてしまいます。これが中年太りなのです。

このとき、体は食習慣を原因としてエネルギー消費に変調が現れ、代謝が崩れやすくなっています（第2章既出）。基礎代謝も低下することで、40代は糖尿病、そしてがんといった人生を壊す生活習慣病の好発年齢（ある病気が発症しやすい年齢）になるのと同時に、新型コロナなど感染症に襲われやすく、しかも重症化のリスクが高くなります。いわば、体が転機を迎えているということなのです。加齢とともに基礎代謝はどんどん落ちていきますから、転機はまさに危機に変わっていきます。

転機を乗り越えるには、乱れた食習慣を見直すとともに、筋力の増強が必要です。筋肉を増やして基礎代謝を高め、そして体温を上げる。つまり、温かい体をつくるのです。温かい体は、エネルギー消費が正常であることを示しています。

筋肉が落ちはじめる30代になっても、乱れた食習慣を続けていると、内臓脂肪がどんどん溜め込まれます。中年太りは高血圧、高血糖、高脂質（脂質異常）などメタボの要因が潜んでいる体。メタボとは、代謝が崩れた体なのです。

「朝食抜き」「糖質中心の食事」「過飲過食」「夜食」は、絶対に改めなければならない、中年太りを起こす４大食習慣です。

▣「筋力ウォーキング」30分、心臓と肺の機能上昇！

筋力を鍛えるというと、バーベルやダンベルなどを使った筋トレ（筋肉トレーニング）を思い浮かべがちです。温かい体をつくるのに、激しい運動はまったく必要ありません。

普通歩きを交えた大股早足のウォーキングは、筋肉量を増やすだけでなく、心肺機能も高めます。しかも、日常生活のなかで無理なく行える筋トレです。

大股早足を、私は「筋力ウォーキング」と呼んでいます。歩幅を通常より5センチほど広くして、5分ほどで息が弾み、汗ばんでくるくらいの速度を基本にしたウォーキングです。きつくなったら、普通歩きに換えます。呼吸が落ち着いてきたところで、また大股早足に戻り、これを繰り返してトータルで30分ほど歩きます。何回かに分けても良く、日常生活のなかで歩くときに、たとえば通勤の行き帰りに行えます。週3～5回を目標にします。

下半身には、全身の筋肉の3分の2が集中しています。大股早足で、太もも前面の大腿四頭筋、太ももの裏側のハムストリング筋、お尻の大殿筋《だいでんきん》、腹筋、背筋の5つの筋肉が鍛えられます。5つの筋肉は体のバランスを維持し、立つ・歩くなどをはじめ、体がいろいろな動きをするうえで大切な役割を担っています。

筋力ウォーキングは、基本を押さえていれば自己流でかまいません。歩くことにあまり慣れていない人には、私は信州大学の能勢《のせ》博《ひろし》特任教授が提唱する「インターバル速歩」をすすめています。ややきついと感じる早歩きと、ゆっくり歩きを3分間ずつ交互に繰り返すウォーキングです。1日5セットで、トータル30分。通しでなくてもかまいません。ポイントは歩幅を男性が5センチ、女性は3センチ広げることと、3分の時間を自分の体力に合わせて2分間隔、5分間隔に変えること。週4日以上行うと、「5ヵ月間で体力が20パーセント向上する」

「筋力ウォーキング」の6大効果

大股早足と普通歩きを！

３分間交替で１日５セット（分散しても可）

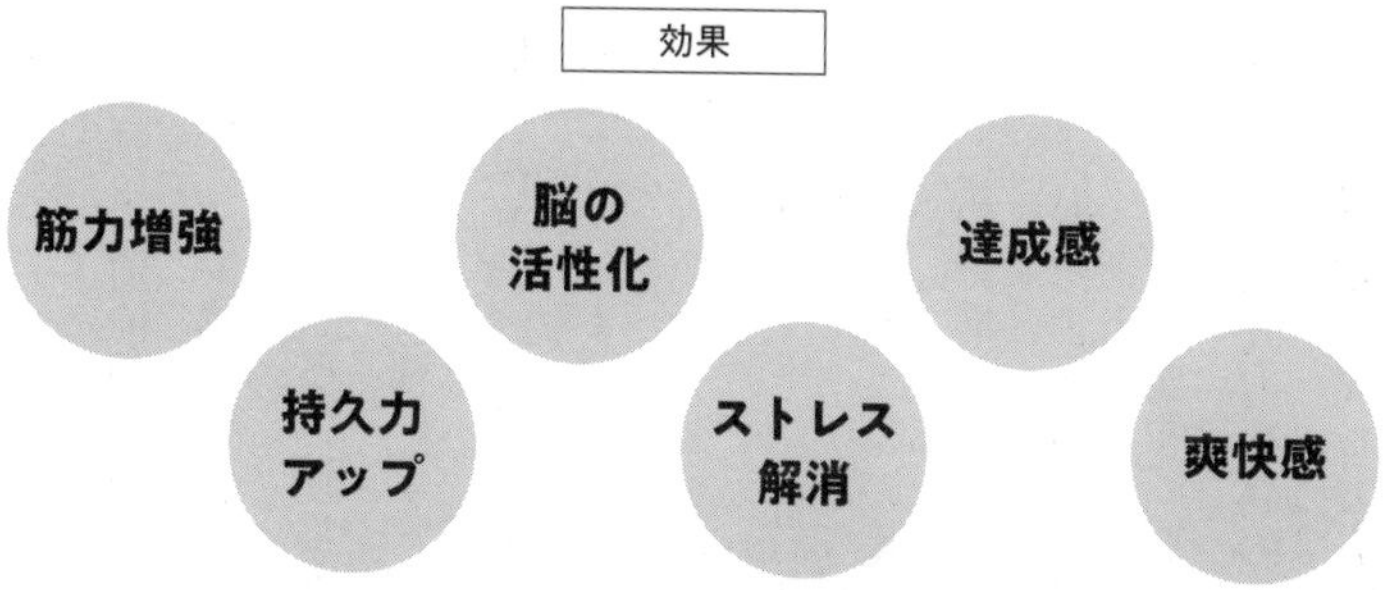

というデータが報告されています。

筋力ウォーキングは継続するうちに、心肺機能を高めます。心臓が強化され、血液を全身に送り出す力が増して血行・血流が良くなります。それによって心拍数が少なくなって、心臓への負担が軽くなります。肺も活発化し、空気の出し入れが適度に増加します。取り込まれた酸素は良化した血流にのって、栄養素とともに全身の細胞にスムーズに運ばれます。免疫細胞も全身をめぐりますから、免疫力も上がります。

筋力ウォーキングには、筋肉や血管の緊張をほぐす作用もあり、血管が柔軟になります。その結果、高血圧を改善します。また、老化を進める活性酸素を消去する酵素の働きを高める効果もあります。
筋力ウォーキングは生活活動のなかで十分に行えるので、そのための時間をとる必要はありません。インターバル速歩でもきつい人は、毎日（これが肝心）、トータルで30分は歩きましょう。無理しない程度に速歩をまじえれば、筋肉は鍛えられます。雨の日は、家の中で小さな動きを増やして補います。

併せて「1分間片足立ち」を行うと、いっそう筋力が増強されます。目を開いたまま、片足を10㌢ほど上げて左右1回ずつ、1分間立っているだけのトレーニングです。

両腕を広げてバランスをとっても良いし、よろけそうだったら、テーブルなどに手をついて行います。1日に3セット（左右3回ずつ）行うと、運動負荷量は50分強のウォーキングと同じであることがわかっています。

温かい体づくりのための早朝ウォーキングは、どうなのでしょうか。体温のいちばん低い朝に行うことで、体温は1度前後上昇します。一気に体温を上げると、体がシャキッとして体調が良くなる感じがします。それでも、私はすすめません。朝は睡眠時に働く自律神経の副交感神経から、活動力を高める交感神経へと切り替わる時間帯です。急に交感神経が優勢になると、血管が収縮して血圧が急上昇します。脳卒中や心筋梗塞は、起床後1

時間以内、あるいは午前中に起こりやすいのです。ウォーキングは体が落ち着きはじめた出勤時、あるいは昼休み、帰宅時、買い物時など、こうした生活時間を利用しましょう。

とにかく、体をこまめに動かすことが肝心。起床後や入浴後の軽いストレッチ、スクワットなど体を動かす習慣を身につけましょう。

「家事に勝る運動はない」ともいわれます。小さな動きでもっとも効果があるのが家事。それも掃除が最高の運動になります。とくに、浴室清掃は前かがみになったりしゃがんだりして、いろいろな体の動きをします。脚の筋肉だけでなく、腹筋も背筋も自然に鍛えられます。ハードなトレーニングは、細胞を酸化させる大量の活性酸素を生みます。逆に、免疫力が落ちてしまいます。

■シャワーの習慣、免疫力が落ちる

40度の湯にトータルで10～20分、全身浴で肩までつかる。効率良く、体温を37度に持っていくことができます。体温が37度のとき、免疫細胞がもっとも活性化します。

全身浴は、浮力と水圧で体がほぐされます。新陳代謝が進み、緊張した脳や神経、筋肉もやわらぎます。血行・血流も良くなるので、免疫力も上がっていきます。

入浴は食後、1時間ほど経った消化が進んだころにして、就寝の1時間前ほどに上がります。湯温は40度程度のややぬるめ。心肺機能や血圧などに問題なければ、トータルで10〜20分、肩までつかります。

体温が37度になるのは、入浴中から入浴後の一定の時間だけですが、毎日、習慣として37度の体温をつくることが重要です。

5分間、首までどっぷりつかります。のどの奥にある扁桃は、免疫細胞が集まった免疫器官で、免疫の最前線のような働きをしています。のどは、口や鼻から侵入したウイルスや細菌などの病原体が入り込む入り口なので、病原体を食い止める免疫器官が発達しているのです。のどを温めることで扁桃の血流が盛んになり、免疫機能が高まります。心臓などに問題がある人は、おへそのやや上あたりまでつかる半身浴が良いでしょう。

42度以上の熱い湯では、交感神経が刺激を受けて興奮します。シャワーも同じで、肌への水圧の刺激がやはり交感神経を興奮させます。体は温まりませんし、リラックスとは正反対の状態に導かれてしまい、寝つきが悪くなります。シャワーは清潔感、爽快感は得られても、日中の緊張と興奮はほぐしてくれません。また、シャワーの習慣は免疫力を低下させてしまうのです。

入浴には、シャワーにはない浮力と水圧による健康効果があります。

首までつかると、浮力を受けた体は体重が約10分の1になります。体が軽くなった感覚によって、筋肉の緊張がゆるみ、リラックスした状態をもたらします。

水圧は血液やリンパ液の循環を活発化させます。日中、私たちの体では、全血液量の3分の1の血液が脚に集まっています。全身浴で水圧を受けることで、その血液は心臓に向かって押し上げられます。ポンプアップ効果といって血行・血流が良くなり、疲れやむくみが取れるのです。熱も全身に配られますから、体は温かくなって体温が上がります。内臓も刺激されて、機能は活性化します。

入浴は快眠度を高めます。体は温まることで発汗します。このとき、交感神経が優勢に傾きます。体は体内環境を一定に保とうとして、副交感神経を活発化させます。入浴後、寝るまで1～2時間の間隔があると、上昇した体温がほどよく下降します。このとき、副交感神経が優勢になってリラックス状態をもたらします。血行・血流が良くなり、筋肉の緊張もやわらいで寝つきが良くなり、熟睡が得られます。

入浴中と入浴後に軽い運動をすれば、副交感神経はより優勢になります。湯につかりながら手足を伸ばしたり、手足の指をグーパーと開いたり縮めたりします。お風呂から上がったら、5分ほどスクワットやストレッチを行います。

運動中は交感神経が活発化しますが、運動後は元の穏やかな状態に戻ろうと、副交感神経が働きを高めて快眠へ誘ってくれます。

■「週末プチ断食」、増える体内発電所

筋肉が増えると、エネルギーをつくる、体内発電所のミトコンドリアも増えます。ミトコンドリアは細胞内の小器官で、筋肉内の細胞に多く存在します。筋力増強によって体温が上がるのは、この理由からなのです。

ミトコンドリアは、40歳ごろから減りはじめます。筋トレなどの運動、カロリー制限、全身浴で簡単に増やすことができますが、もっとも効果的な方法が、「空腹感を持つ」こ

免疫力アップ！「新型コロナ」を寄せつけない

済陽式３色生ジュース

材料

にんじん……1/2本
キャベツ……葉2枚
レモン……1/4〜1/2個
蜂蜜……お好み（大さじ２まで）

つくり方

①にんじんは皮つき（流水で洗う）
②レモンは皮、種を取る
③適当の大きさに切る
④野菜・果物を「低速ジューサー」に入れる
⑤お好みで蜂蜜と氷の小片を入れる
※低速ジューサーは栄養素、食物酵素が損なわれない。

とです。

空腹は長寿遺伝子のスイッチをオンにします。カロリー量が減る状態が続くと、体は長寿遺伝子を働かせて細胞を活性化し、老化を抑えます（第2章既出）。ミトコンドリアも、カロリー制限によって増えると考えられていました。ところが、カロリー制限をしなくても、空腹感を持つだけでも効果的であるとわかってきたのです。空腹になると、体はもっとエネルギーをつくらなければいけないと認識し、ミトコンドリアを増やしてエネルギーをつくろうとします。

空腹感を持つ方法としては、腹八分目を励行して、食間に適度な運動をすれば良いのですが、腹八分目が習慣化しても、空腹感を持てないときがあります。そこで、すすめたいのが、週末だけ断食する「プチ断食」です。プチ断食といっても、ただ少食にするだけです。カロリー制限と空腹感を、同時に味わうことができる方法です。週末のプチ断食だけでも、効果が出るのです。

週1回、休日の朝食はビタミン、ミネラル、食物酵素が豊富な野菜と果物のミックスジュースだけにします。昼食、夕食は消化の良い野菜スープ、味噌汁、玄米粥、麺類などにします。これなら、できそうではありませんか。

週末にゆるめの食事制限をするだけで、体温の維持・上昇が図れ、免疫機能も正常に働くのです。週末プチ断食は生活のなかで簡単にできる、体のリフレッシュ法といえるでしょう。

プチ断食には、消化器に休息を与える効果もあります。胃や腸のほかにも、栄養素の吸収のために肝臓や胆のう、膵臓も働いています。消化器はオーバーワークが続くと疲れ、代謝を低下させます。プチ断食で消化器はリフレッシュされ、本来の機能を取り戻します。排泄機能も高まり、代謝の良い体にリセットされるのです。

命を守る食材㉔　体温が上がる——週に1食でいい

玄米

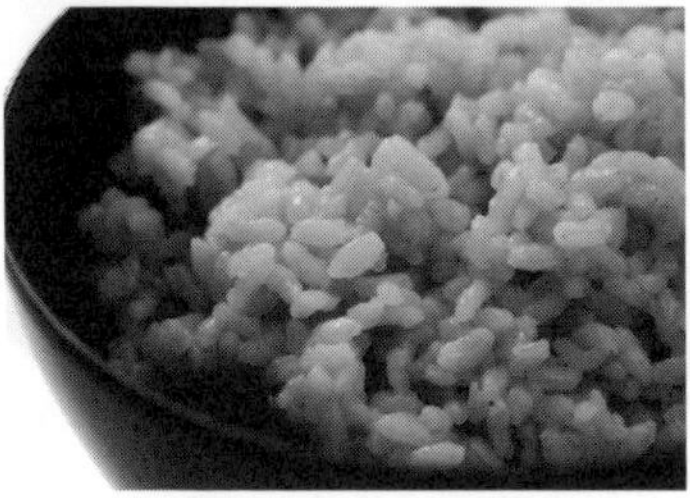

「うどん」などの
「白い主食」よりも
「そば」などの「黒い主食」を摂ろう！

おもな健康・栄養成分

GABA（ギャバ）

体温を上げる作用を持つアミノ酸の一種。ほかにビタミンB1、ビタミンE、リグナン（抗酸化物質）。

健康効果（予防・改善）

- ストレスをやわらげる
- 睡眠の質を高める
- 降圧の効果
- エネルギー代謝を助ける
- 細胞を非がん化する
- 抗酸化作用がある

㉔玄米・体温を上げる「GABA」とは？

食べ物で温かい体をつくる方法もあります。玄米食がそのひとつ。玄米にはミトコンドリアを活性化するビタミンB1が豊富。また自律神経に作用して体温を上げるGABAという成分も含んでいます。しかも、週に1食でもその効果が得られるのです。体を温かくする代表的な食材、といえるでしょう。

GABAはアミノ酸の一種で、緊張やストレスなどをやわらげて、脳の興奮を鎮める働きも持ちます。さらには、睡眠の質を高めたり高めの血圧を下げたりする効果もあります。じゃがいも、かぼちゃ、トマトにも多く含まれます。

玄米は精米された白米に比べてビタミンB1

は5倍、ビタミンEは7倍、食物繊維は6倍も含みます。抗酸化物質のリグナンもたっぷり。ビタミンB_1はエネルギーをつくる仕組み（クエン酸回路）がスムーズに働くのを助けます。ビタミンEには強力な抗酸化作用があります。玄米の表面を覆う米ぬかの食物繊維に、がん細胞の増殖を抑え、細胞を非がん化する成分（イノシトール6リン酸）が大量に含まれています。

玄米は硬くて独特の匂いがあるために苦手という人は、食べやすい胚芽米（玄米のぬか層を削り取ったもの）や発芽玄米（玄米をわずかに発芽させたもので、ぬかの部分が軟らかくなっている）を代用するか、玄米に白米や雑穀米などを混ぜると良いでしょう。

週に1食摂るだけで、玄米の栄養分の恩恵を受けることができます。プチ断食のあとの食事には、玄米粥をすすめます。胃にやさしく、栄養素も詰まっています。

白米、うどん、パンなどの精製された「白い主食」は、ビタミン、ミネラル、食物繊維といった滋養分が捨て去られている、いわば糖質のかたまりです。

対して、「黒い主食」とされる大麦、全粒粉小麦、全粒粉パスタ、ライ麦パンなどには栄養素、酵素、食物繊維が豊富です。そばには、代謝を促進するビタミンB_1・B_2が白米や

命を守る食材㉕　高エネルギー食品

酢

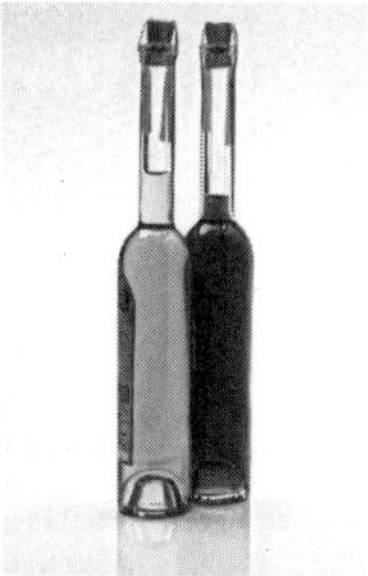

新生姜の甘酢漬け、
体温め効果倍増！

おもな健康・栄養成分

クエン酸

ほかに酢酸、リンゴ酸。いずれもエネルギー代謝を盛んにする。

健康効果（予防・改善）

- 新陳代謝が活発化
- 血管拡張、血液サラサラ
- 赤血球の健康を保つ

小麦の2〜3倍も含まれています。毛細血管を丈夫にするフィトケミカルのルチンもあり、脳血管障害を予防します。玄米などの黒い主食の重要性を認識してほしいものです。

㉕酢・大さじ1杯、血圧下がる

調味料の酢も体を温めます。毎日、大さじ1杯の酢が代謝の良い体をつくります。酢に含まれるクエン酸、酢酸、リンゴ酸などが莫大なエネルギーをつくり出すクエン酸回路をスムーズに回します。黒酢やりんご酢には、GABAが豊富です。

酢は高エネルギー食品です。激しい運動や重労働のあと、酢を摂ると筋肉内でのクエン酸回路が活性化してエネルギーをつくるので、疲労が回復します。疲労回復に必要な蜂蜜などの糖分とともに摂れば、ぶどう糖が効率よく利用できます。

食酢は穀物酢（米、麦、とうもろこしなど複数の穀物を材料にしたもの）、果実酢、米酢、黒酢などに分類されます。健康食品として定着している黒酢は、米酢などに比べてGABAをはじめとした各種アミノ酸が豊富で、クエン酸の効果を補強しています。

酢は血液をサラサラにし、体の隅々まで新陳代謝を促します。細胞の若返りを促進する効果があるのです。喫煙や揚げ物の食べすぎで、血液中に活性酸素や悪玉コレステロールなどが増えると、赤血球は弾力を失い、表面の粘度が上がって血流が悪化します。その結果、動脈硬化のリスクが高まるのですが、酢がそれを防ぐのです。

糖尿病、心臓病などの人とともに高血圧の基礎疾患がある人も新型コロナの感染・重症化のリスクが高いことが指摘されています。高血圧は脳梗塞や脳出血などの脳血管障害（脳卒中）、心筋梗塞や狭心症などの心疾患（心臓病）、慢性腎臓病などのリスク要因になります。

酢には血管を拡張させて血圧を下げる作用があり、毎日、大さじ1杯の摂取でこれらのリスクを低下させます。摂取を止めると、血圧は元に戻ってしまいます。ちなみに、正常な血圧の人が摂取したからといって、血圧が正常値より下がることはありません。

体を温める食材といえば、生姜《しょうが》を思い浮かべる人が多いと思います。辛み成分のジンゲロンや香りの素のショウガオールには、胃腸を刺激してやはり体温を上げる効果があります。漢方の薬効成分として、古くから重宝されています。

生姜に酢をプラスした新生姜の甘酢漬け（ガリ）は、体を温める効果倍増の食品です。

㉖蜂蜜・腸内フローラを整える

蜂蜜もわずか大さじ2杯で代謝を上げて、温かい体をつくります。りんごや酢とともに摂ると、相乗効果を生み代謝が活発化します。

古代ギリシャの大数学者ピタゴラスは1日2食で、「黒パン（黒い主食）・野菜・蜂蜜」を常食にして、90歳まで生き、長命でした。

私は毎朝、蜂蜜レモンを飲んでいます。紅茶やコーヒーにも用いています。1日に大さじ2杯が目安。野菜ジュースに入れると、野菜独特の味がやわらぎ飲みやすくなります。

花畑からミツバチが集めてくる花蜜（蜂蜜）は栄養価に富み、古来、滋養・強壮食品として珍重されてきた自然からの素晴らしい贈り物です。

栄養成分は糖分や各種アミノ酸、多種豊富なビタミンとミネラル、そして乳酸やクエン

命を守る食材㉖　大さじ2杯、免疫細胞が増える

蜂蜜

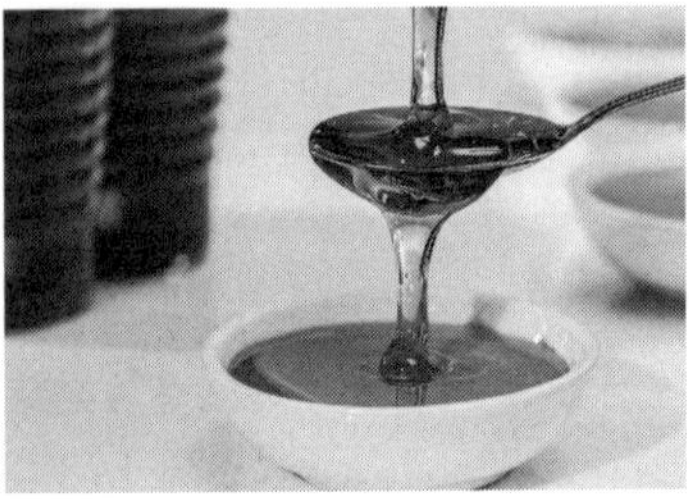

ヨーグルトにプラス、
腸内フローラが整えられる

おもな健康・栄養成分

糖質

ほかに乳酸、クエン酸。

健康効果（予防・改善）

- エネルギー代謝を盛んにする
- リンパ球を増やす
- 滋養・強壮の効果

酸などの有機酸、各種酵素があります。およそ80パーセントを占めるのは、甘み成分の糖質。大量に摂らなければ、血糖値上昇の心配はいりません。有機酸は、エネルギー産生を盛んにして代謝を活発にします。

　蜜源となる植物は蓮華、クローバー、りんご、アカシア、ハーブ類と多様です。私はニュージーランド北島の樹木マヌカから採れた蜂蜜を常用しています。無農薬で、世界一の安全性を誇っている「マヌカハニー」です。

　マヌカハニーは胃潰瘍、胃がんの原因になるピロリ菌への抗菌作用が、ほかの蜂蜜の7～8倍も強いことが証明されています。ヨーグルトに蜂蜜をかけて食べれば、ヨーグルト

で乳酸菌を腸に補充し、蜂蜜で腸内悪玉菌の繁殖を防ぎます。腸内フローラは整えられて、免疫力を高めます。

▣良い血管・悪い血液

しなやかな血管、サラサラな血液があるからこそ、免疫細胞は酸素や栄養素を過不足なく受け取り、その働きを全うします。スムーズな血行・血流によって、免疫細胞は素早く動いて病原体を捕食できるのです。血管と血液の健康は、食事で摂る油脂が鍵を握ります。

血管も血液も、歳を重ねれば老化します。硬くなった血管、ドロドロの血液が老化の表れです。血圧、血糖値が上がり、悪玉（ＬＤＬ）コレステロール、そして中性脂肪が増え、それが常態化すると、血管の内側が傷つきます。そこに悪玉コレステロールなどの脂質が蓄積して、こぶができます。血管の内腔《ないくう》が狭くなり、こぶ部分の血管壁が硬く厚くなっていきます。これが動脈硬化です。こぶに傷がつくと出血して血栓《けっせん》ができます。その結果、血管が詰まって、血管事故が起こるのです。

なぜ、血液がドロドロになるのでしょう。おもな原因は肉の多い食事です。牛や豚などの動物性脂肪に多く含まれる脂肪酸（肉、魚、牛乳などの脂肪の90パーセントは脂肪酸でできている）を摂りすぎると血流が悪化し、ドロドロの血液になります。ドロドロとは、毛細血管などの細い部分の通りが悪くなった血流の状態をいいます。血液がドロドロするわけではありません。血液中に悪玉コレステロールや中性脂肪、糖質などが多くなりすぎたり、喫煙によるニコチンが含まれていたりすると、血管内が窮屈になって、赤血球は血管の内径に合わせて自由に形を変えられなくなります。血液も固まりやすくなってしまうので、血流が悪くなるのです。

血管・血液の健康の鍵を握るのが脂肪酸なのです。

脂肪酸には常温で固まりやすい「飽和脂肪酸」と、固まりにくい「不飽和脂肪酸」があります。飽和脂肪酸は悪玉コレステロールや中性脂肪を増やすので、摂りすぎは避けたい油脂です。不飽和脂肪酸は魚介類や植物に多い油脂です。植物油は、食用油として料理に幅広く使われます。化学構造から「オメガ3系」「オメガ6系」「オメガ9系」に分類され、いずれも体に有用な油脂です。

なかでも、血管・血液の健康に大きくかかわるのがオメガ3系。代表的なオメガ3系は、鮭や青魚に多いＥＰＡとＤＨＡです。血管・血液の健康に著しい効果を発揮します。植物油では亜麻仁油、えごま油などの成分のリノレン酸がこれにあたります。ＬＤＬコレステロール値を下げることから、心疾患のリスクを低減させます。ただ、植物油は熱を加えると酸化しやすいという欠点があります。

揚げ物や炒め物によく使われる大豆油、紅花油、綿実油、コーン油、ごま油はオメガ6系のリノール酸を含んでいます。コレステロール値を下げる作用があり、体に有用な油脂なのですが、酸化されやすく、摂りすぎると悪玉コレステロールを酸化ＬＤＬコレステロールという超悪玉に変えてしまう危険性があります。

加工食品やスナック菓子に用いられているため、私たちは過剰摂取になっています。リノール酸の過剰摂取は善玉（ＨＤＬ）コレステロールを減少させてしまい、また動脈硬化、心疾患、がんの増加や脳の機能低下につながると考えられています。免疫細胞の働きも弱めてしまいます。

オメガ9系はオリーブ油、キャノーラ（菜種）油などの植物油、そしてナッツ類。含まれるオレイン酸など抗酸化物質が多く、不飽和脂肪酸のなかでももっとも酸化されにくい健康的な油脂で、加熱調理にも強い。オレイン酸はオリーブ油に大量に含まれています。

料理に用いる食用油の1日の必要摂取量は、健康な人なら大さじ2杯までが目安です。なるべく、オメガ3系の食用油を摂りたいのですが、脂質であることに変わりはないので、摂りすぎは肥満や健康障害につながります。

オメガ6系の過剰摂取を防ぐために、まず加工食品、スナック菓子を減らすことが肝心です。

㉗オリーブ油・1滴で血管が若くなる

オリーブ油の成分の70～80パーセントは、強力な抗酸化力があるオレイン酸が占めています。ほかのオメガ系の油脂と違って、酸化しにくく熱に強いという特徴を持ちます。

オレイン酸は血液中の悪玉コレステロールを減らし、血管の若さの維持・若返りに効力を発揮します。ダイエット、美容にも必要な成分でもあるのです。

オリーブ油には、抗酸化力の強いポリフェノールが30種類以上も含まれています。また、βカロテン、ビタミンEなど、アンチエイジング効果が期待できる成分も豊富です。がん、糖尿病、骨粗鬆症などの生活習慣病の予防、免疫力強化、抗菌・抗ウイルス、便通改善、美肌作用といろいろな健康効果が期待されています。

命を守る食材㉗
1滴にポリフェノールが30種類も！

オリーブ油

おもな健康・栄養成分

オレイン酸

抗酸化物質。ほかにベータカロテン、ビタミンE。

健康効果（予防・改善）

●悪玉コレステロール減少
●血管の若さ維持・若返り
●抗菌・抗ウイルス

命を守る食材㉘
冷え性防止、美肌効果も！

ごま油

おもな健康・栄養成分

ゴマリグナン

抗酸化物質。ほかにビタミンE

健康効果（予防・改善）

●発がんを抑える
●冷え性予防・改善
●美肌

オリーブ油もごま油も酸化しにくく、熱に強い

オリーブ油でも、香りの高いエクストラバージンオイルは、オリーブの果実を丸ごと絞っただけの１００パーセント天然のジュースなので、ほかの油脂ではほとんど取り除かれてしまうようなフィトケミカルも溶け込んでいます。抗酸化物質が普通のオリーブ油より、かなり豊富なのです。

エクストラバージンオイルは生野菜のドレッシングにしたり、そのまま飲んだり（小さじ１～２杯）と生で使いたい食用油です。普通のオリーブ油は熱に強いので、炒め物に使えます。

㉘ごま油・女性に嬉しい効用

風味づけに欠かせないごま油も、原料のご

まにあるゴマリグナンが血管に強力な抗酸化力を発揮します。ごま油は免疫力を上げて発がんを抑えるという特徴的な効果を持ちます。オメガ6系に分類されますが、オレイン酸もリノール酸とほぼ同量含み、ビタミンEも豊富なことから、オリーブ油と同じような作用を持ちます。女性に嬉しい効用として、冷え性防止や肌の水分・脂分・弾力を取り戻す美肌効果が挙げられます。

熱に強い食用油ですから、たまに揚げ物に使って風味を味わうのも食習慣に豊かさを加えます。私は調理にはオリーブ油、キャノーラ油、そしてごま油の3種類を主体にして使うことをすすめています。

㉙青魚・人生を壊す病気を予防

鮭、そして鯵《あじ》、鰯、鯖《さば》、秋刀魚《さんま》、鰤などの青背の魚（青魚）に豊富な不飽和脂肪酸のＥＰＡとＤＨＡは、血管・血液の若返りや人生を壊す生活習慣病の予防・改善に大きく貢献します。さらには、免疫力の向上にも効果を発揮します。

厚労省は、ＥＰＡとＤＨＡの摂取について、合わせて1日1グラム以上を推奨しています。鮭、鯖だと切り身1切れ、鰯、秋刀魚は中1尾、刺身ならば赤身ですが鮪の中トロで2切

命を守る食材㉙　血管・血液の若返り

青魚　鯵、鰯、鯖、秋刀魚、鰤

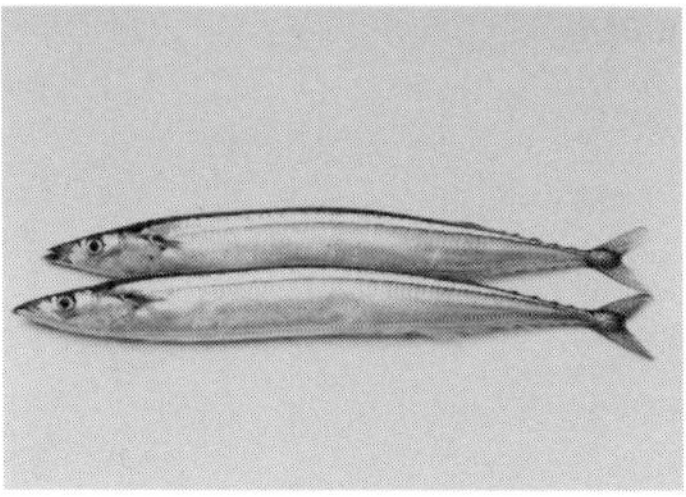

刺身か煮魚で食べる！

おもな健康・栄養成分

EPA・DHA

不飽和脂肪酸。ほかにビタミンD。

健康効果（予防・改善）

- 血管・血液の若さ維持と若返り
- 悪玉コレステロール減少、善玉コレステロールを増やす
- 脳の活性化
- 内臓脂肪の蓄積を抑える

れ、白身の鯛だと2〜3切れで十分に摂れる量です。ＥＰＡとＤＨＡは常にセットで語られます。

ともに魚に含まれ、似たような働きがあり、しかもＥＰＡは体内でＤＨＡに変換されることがあるからなのです。

ＥＰＡは血行をスムーズにします。血液のめぐりや流れが悪くなると、体のいろいろな機能が低下するとともに血圧が上昇し、血管が詰まったり破裂したりするリスクが高まります。その予防をするのがＥＰＡの働きで、血液をサラサラにする作用があるのです。

ＤＨＡにも血管・血液への健康効果がありますが、特徴的な働きは脳の活性化です。頭の良さにかかわっているとされて、「脳の栄養素」といわれています。記憶力や学習能力を高める効果があるのです。鯖に豊富で、含有量は鰯や秋刀魚をしのぎます。

青魚には、中性脂肪の蓄積を抑えたり、善玉コレステロールを増やして、悪玉コレステロールを減少させたりする効果もあります。

青魚はなるべく刺身、あるいは煮魚で煮汁ごと食べることをすすめます。熱に弱いＥＰＡ・ＤＨＡは魚を焼いた場合、その量が約２割減少します。揚げると50〜60パーセント減と、調理法によっていちじるしく損なわれるのです。

㉚納豆・健康食品の王様

納豆も血管・血液の健康を支えます。オメガ３系のリノレン酸を含んでいますが、むしに、血液をサラサラにしてくれます。

いろいろな栄養成分がぎっしり詰まった納豆は脳卒中や心疾患、がん、認知症、骨粗鬆症、そして糖尿病と、人生を壊す病すべてを予防・改善します。大豆の豊富な栄養成分と発酵菌との合体によって健康効果は超一級で、納豆は「健康食品の王様」といっても過言

命を守る食材㉚　発酵パワーがすごい！

納豆

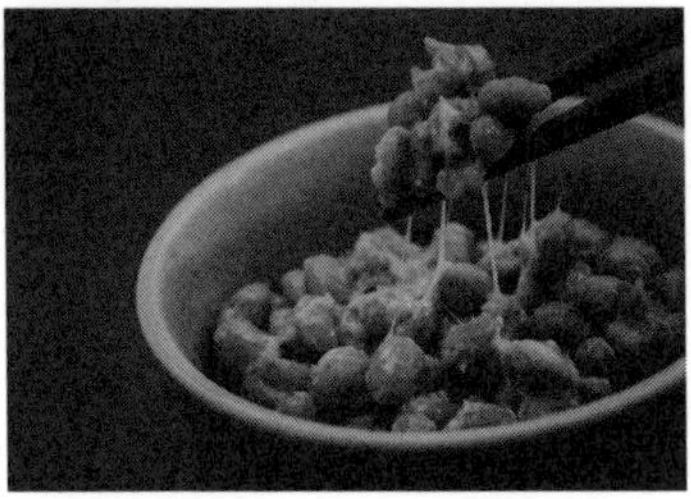

熱々ごはんに納豆は厳禁！

おもな健康・栄養成分

ナットウキナーゼ

酵素。ほかにイソフラボン、各種ビタミン・ミネラル。

健康効果（予防・改善）

- 代謝向上
- 活性酸素除去
- 血管しなやか・血液サラサラ
- すべての生活習慣病予防・改善

ではないのです。

納豆は発酵の過程でいろいろな酵素が生み出されて、栄養価がより高まっています。そのひとつに、ナットウキナーゼという酵素があります。血栓を溶かして、血液をサラサラにする溶解酵素です。でんぷんやたんぱく質、脂質、食物繊維を分解する酵素などもつくり出します。いずれも強力な酵素で、取り入れたいろいろな栄養素を吸収しやすいかたちに分解して、腸内環境を整えます。その結果、代謝が向上して免疫力も高まります。活性酸素を消去する酵素もあります。

欧米の研究者たちは、日本女性が欧米女性に比べて長寿で乳がん、骨粗鬆症、更年期障害の発生率が低い理由に、抗酸化物質の大豆イソフラボンを豊富に含む納豆、豆腐などの大豆製品の摂取量の多さを挙げています。

納豆製造に用いられる納豆菌が、これらの栄養成分を格段にパワーアップさせます。納豆菌には抗菌作用があって、食中毒を発生させるO157大腸菌が納豆菌で完全に抑えられ、納豆を食べた24時間後には、10万分の1に減少することが証明されています。

納豆に含まれている酵素も熱に弱く、熱々のごはんでなく、ほど良い温かさになってからかけると、酵素の恩恵が受けられます。味噌汁も同じで、少し温度が下がったところで味噌を溶き入れるようにします。

第5章

心を穏やかにする

免疫システムをコントロールする自律神経の整え方

▣「夜のビタミンC」で、ストレスホルモンを抑え込む

心の乱れが、免疫力の低下を招きます。その大きな要因がストレス。私たちの体は強いストレスに直面すると、それに対抗するために、コルチゾールというホルモンを分泌します。このホルモンの作用によって自律神経のバランスが崩れ、体と心に変調・不調が現れて免疫力が落ちていきます。

コルチゾールは腎臓の上にある副腎という臓器から分泌され、ストレスと闘うために体内に蓄《たくわ》えられた糖を使って自律神経に作用し、身体活動を活発にします。

つまり、体を動かすエネルギーを得るために、血糖値を上げるのです。その際、免疫システムの大敵、活性酸素が大量に発生します。ストレスがかかったときに分泌量が増えることから、「ストレスホルモン」と呼ばれています。ストレスを受けると、脳（視床下部）からの指令により、副腎を構成する副腎皮質という層からコルチゾールが分泌されます。体は血糖値や血圧を上昇させて、活動態勢をとります。

このとき、交感神経が優勢になります。この状態が続けば副交感神経とのバランスが崩れ、血管が収縮して血流が悪くなり高血圧、冷え、肩こりが生じます。また、心拍数が増加しますからイライラや緊張、不安、不眠などを招きます。

通常、コルチゾールは睡眠中の深夜3時ごろから分泌量が増え、朝8時ごろにピークを迎えて以降、夜に向かって減っていきます。過剰な分泌があると、副腎をはじめ体の酸化が進み、老化が早まります。また、交感神経優勢の状態が続き、快眠が妨げられます。そして、副腎は酷使されることで疲労を蓄積していきます。コルチゾールの分泌があるうちは、体はまだがんばれますが、副腎が疲れはててコルチゾールを十分に分泌できなくなると、体も疲労感に覆われて、免疫力を低下させます。

副腎の酷使を避けるには、ストレスを抱え込まないことが肝心なのですが、それは不可能といっていいほどの難問題です。人間関係の悩みや仕事の重圧・苦痛だけでなく、寒さ、暑さ、疲労、睡眠不足といったストレスが精神的・物理的に生じます。副腎の健康を保つには、やはり食事の力が大きく、抗酸化物質が豊富な緑黄色野菜を意識して摂ることが大事です。とくに、ビタミンCを夕食で積極的に摂るようにします。

ビタミンCを多く含む食材には多種多様な野菜、果物があります（第2章既出）。

寝る前に、高濃度ビタミンCのサプリメント（市販で可）を1000～2000ミリグラム飲むと効果的です。体内のビタミンCの濃度を上げることで、睡眠中に体は活性酸素を除去します。「夜のビタミンC」は、コルチゾールの作用をやわらげるのです。

厚労省が定めた1日の必要摂取量は100ミリグラムですが、近年、ビタミンCはがん治療やいろいろな病気予防、老化予防の医学的効果が報告され、世界的に高濃度の使用が一般的になっています。

㉛じゃがいも・ビタミンCのかたまり

じゃがいもは、フランス語で「大地のりんご」と呼びます。ビタミンCがたっぷり含まれ、同量のりんごのおよそ8倍、温州みかんだとほぼ同じ量があります。ビタミンCのサプリメントの原料のほとんどが、じゃがいもなのです。

ビタミンCはコラーゲンの合成に必要で、血管や皮膚、胃腸粘膜、骨などを強化する働きがあります。また、抗酸化作用を発揮して免疫力を高めるので、がんや風邪などの感染症予防に有用です。

加熱に弱く水に溶けやすいビタミンのため、葉物野菜や果物だと調理で失われやすいの

命を守る食材㉛　1日1個、がんを防ぐ

じゃがいも

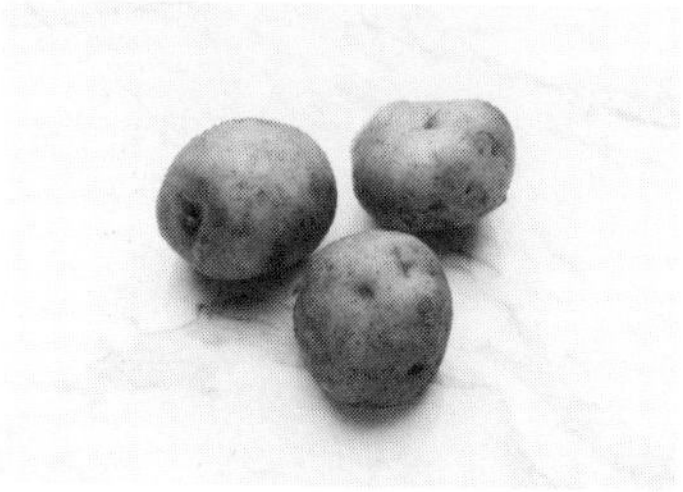

皮つきを蒸して食べよう！

おもな健康・栄養成分

ビタミンC

ほかにクロロゲン酸、カリウム、食物繊維。

健康効果（予防・改善）

- コラーゲン合成のサポート
- 強力な抗酸化
- 1日1個で発がん防止
- 感染症予防
- 糖の吸収・内臓脂肪の蓄積を抑える
- 塩害を防いで代謝向上

ですが、じゃがいもはでんぷんと結合しているために残存率は高く、ゆでたほうれん草の50パーセント弱に対し、蒸した皮つきじゃがいもは70パーセント強もあります。

皮の近くには、りんごと同じく、ポリフェノールの一種のクロロゲン酸が豊富です。糖の吸収や脂肪の蓄積を抑えたりする効果が知られています。じゃがいもは血糖値を上げやすい食材なのですが、クロロゲン酸の作用で、逆に糖尿病の予防に効果を発揮します。カリウムも豊富なので、塩害を防いで代謝の正常化を保ちます。

じゃがいもからビタミンCを効率的に摂るには、主食代わりに、それも皮つきで蒸して

食べると良いでしょう。

いも類の特徴は食物繊維が豊富なこと。それにカリウムも多いことから、「じゃがいもを毎日1個食べると、がん予防ができる」といわれています。

■「快眠力」は「快便力」に通ず

ストレスを抱えると、免疫力が抑えられるだけでなく睡眠までも阻害されます。そうなると、悪循環でさらに免疫力の低下を招きます。再三述べているように、免疫の働きは自律神経と深くかかわっています。その自律神経の働きに、睡眠は大きな影響を及ぼすのです。1日1便以上の快便力とともに、「快眠力」も免疫力の維持・向上に大切な条件になります。

自律神経は体内環境を整える神経で、多くの臓器は脳の視床下部にある中枢部から伸びた交感神経と副交感神経の制御を受けます。この2つの神経は心臓や胃腸、血管などの臓器に対して正反対の影響を与えます。たとえば、交感神経は呼吸を速くし、副交感神経が元の穏やかな状態に戻そうとします。必要に応じて、シーソーのようにバランスをとり、どちらかの作用を強めて、いろいろな臓器の働きを調節するのです。

睡眠との関係でいえば、副交感神経の働きが優勢のときに質の良い眠り、熟睡が得られます。このとき、スムーズな腸の蠕動があり、快便力が高まります。つまり、便秘は逆に交感神経の働きが過剰な体に起きるのです。

免疫システムは、おもに細菌などの大きめの異物を処理する顆粒球（第1章既述）の働きと、ウイルスなどの小さめの異物、そしてがん細胞を攻撃するリンパ球の働きに分けられます。交感神経は顆粒球を多くし、副交感神経がリンパ球を増やします。

交感神経と副交感神経のバランスがうまくとれているときは、顆粒球とリンパ球のバランスも良い状態にあります。ところが、ストレスを受けると交感神経は過剰興奮するため、顆粒球がどんどんつくられます。顆粒球の寿命は2～3日。死滅する際、活性酸素を大量に発生させます。

顆粒球は炎症を起こす毒素を持っていて、数が増えることで体内のあちこちに炎症物質をまき散らします。睡眠不足やストレスが続くと、胃腸炎や吹き出物、肌荒れなどが起こるのはこのためなのです。

交感神経が過剰興奮する体は、リンパ球を減らします。体内は、がん細胞が育ちやすい環境に変わります。また、感染症を引き起こすウイルスを処理する能力も落ちるので、風邪をひきやすい体になってしまいます。「風邪をひきがちな人は、がんになりやすい」といわれるのは、この理由からです。もちろん、新型コロナに倒れやすい体でもあるのです。健康な人の血液中の免疫細胞（白血球）の数は、1マイクロリットル中に4000～8000個。リンパ球は37～38パーセントの割合で存在します（第1章既出）。

■免疫力の強弱は「就寝時間」しだい

リンパ球は副交感神経が優勢である間に、その数を増やします。そのために、副交感神経が優勢に働く時間を長くする必要があります。

だからといって、副交感神経もやはり優勢になりすぎてはいけません。ひどい倦怠感や下痢が起きたり、花粉症などのアレルギー症状が出たりします。7時間前後の睡眠時間がもっとも健康的で、長生きにつながるが証明されています。また、7時間前後の睡眠をとっている人は、7時間より短い人や長い人に比べて生活習慣病にかかるリスクが低いことがわかっています。たとえば、4時間睡眠など睡眠時間を極端に制限していると、血糖値や血圧が上昇することが明らかになっているのです。それで、私は7～8時間の睡眠を奨励しています。

心臓にとっても、睡眠はとても大事。心臓は血液を全身に送るポンプとして、いっときも休むことなく働いています。歳をとっても免疫の力を最大限に活用するには、免疫細胞が自在に素早く動けるよう、血液の流れを良くすることが重要です。

第1章で言及しているように、心臓が多少とも休めるのが、睡眠や休息で体を横たえたときです。立ったり座ったりしている間は、重力に逆らって血液を送らなければなりませんが、体を横たえているときは無理なく送ることができます。送り続けられるのは、13時間くらいまでといわれています。それを超えて起きていると、心臓に負担をかけることになります。ほとんどの人は日中、これ以上に起きているはずです。しかし、昼寝をはさむことで心臓への負担が軽減できるのです。

就寝時、消灯して室内を暗くすることが大切です。体に備わっている体内時計は、朝の光を浴びることでリセットされます。目に強い光が入る状態では、体内時計は朝と間違えて快眠が得られなくなってしまいます。寝る直前までスマホやパソコンの光を見ることも、神経を高ぶらせて催眠を妨げます。

誘眠ホルモンのメラトニンの活用と、就寝1時間前までの温湯での全身浴が催眠効果を高めます。

睡眠時間がなかなか確保できない人は、短時間でも昼寝をすると良いでしょう。眠らないまでも、体を横たえるだけでも有効です。横になるだけで、副交感神経の働きは活発化します。日中は仕事があって昼寝の時間がとれない人も多いでしょうけれど、状況が許すときだけでも、体を横たえて休息をとりたいものです。

副交感神経は、夕方6時ころから優勢になってきます、時を同じくして、副交感神経に支配される胃腸が消化・吸収のために活発に働きだします。夜9時ころから夜中の3時ころまでが副交感神経優勢のピークで、リンパ球が盛んに生まれだします。ゴールデンタイムのこの間に、どれだけ睡眠がとれて熟睡できるかが重要です。7時間睡眠、起床時間を考慮すれば、就寝時間が決まります。夜型人間にはきついかもしれませんが、免疫力の強い体を持つためには、10時前後に就寝するべきなのです。

■笑って息吐いて、病気知らず

朝の光を浴びながら微笑みをたたえると、脳内で「幸せホルモン」のセロトニンの分泌が盛んになり、ストレスがやわらぎます。気持ちを明るく穏やかにしたり前向きにしたりして、自律神経のバランスを整えます。

起床すると、気持ちはブルーでも体はストレスホルモンのコルチゾールを分泌して起動態勢をとります。コルチゾールの分泌量が多いと、セロトニンの分泌を抑え込んでしまいます。ところが、朝の光を浴びて微笑むと、コルチゾールの分泌がスーッと下がり、セロトニンの分泌が始まります。

朝の光と微笑みで、セロトニンの規則正しい分泌が促されます。とはいっても、ホルモンをつくる材料が十分になければ、適切な分泌量は確保できません。セロトニンはアミノ酸の一種のトリプトファンを原料にしています。納豆などの大豆製品やレタス、キャベツ、ごま、じゃこなどに多く含まれています。

ちなみに、誘眠ホルモンのメラトニンは、セロトニンが変化したホルモンです。暗くなる夕方ごろから、その変化が始まります。セロトニンを増やせば、メラトニンの分泌量も高まるのです。

笑顔が免疫力を高めます。笑うと、セロトニンなどの免疫機能を活性化させる神経ペプチド（第1章既出）が分泌されます。血液やリンパ液を通じて全身をめぐり、最強の免疫細胞・NK細胞に付着してその働きを増強します。感染症のウイルスや、がん細胞を見つけては殲滅するのです。免疫力は強ければ良い、というものではありません。リウマチや膠原病《こうげん》など自己免疫疾患と呼ばれる病気は、免疫システムが自分自身の体を攻撃することで起こります。笑いには、こうした免疫システムの異常を改善する効果もあることがわかっています。

笑顔には、自律神経のバランスを整える効果もあります。血流を良くしたり、呼吸を深くしたり、また内臓の働きも高めたりします。

ゆっくりと息を吐くだけで、免疫力は上がります。

就寝前の温湯での全身浴、そして入浴後の腹式呼吸。このセットで、副交感神経を活性化させるのです。軽いストレッチを加えるのも良いでしょう。

呼吸は、息を「吸うこと」より「吐くこと」のほうが大切です。吸う行為は交感神経が、吐く行為は副交感神経の働きがかかわっているからです。

腹式呼吸は、姿勢を正して鼻呼吸で行います。吐くときは、吸うときの2倍の長さで。長く息を吐くことによって、副交感神経に働きかけ、リラックス状態に導きます。私がすすめる呼吸法を紹介しましょう。

①背筋を伸ばして、お腹に両方の手のひらをあてる
②お腹をへこませながら、6秒間で鼻から少しずつすっかり吐き切る。口で吐く場合は、口をすぼめる
③お腹をふくらませながら、お腹の底に空気を溜めるように、3秒間で鼻から深く吸い込む

6秒間で息を吐くのがきついようでしたら、「4秒で吐き2秒で吸って」みましょう。
鼻呼吸は、鼻から吸い込んだ空気が脳を刺激し、脳内の温度が高くならないように安定させる効果があります。腹式呼吸はいつでもどこでもできますから、仕事の休憩時に行えば、

そのときあるストレスがやわらぎます。

腹式呼吸が習慣化すると横隔膜が強化され、呼吸力はぐんと高まります。心肺機能も向上するため、血行・血流が良くなります。

笑いも副交感神経がかかわっていて、息を吐く行為なのです。

テレビでお笑い番組を観たり、友人とバカ話をしたりして笑えば、ストレスはスーッと消えていきます。声を出さずに、笑顔をつくるだけでも効果があります。イライラしたら、口角を上げて笑顔をつくりましょう。笑いや喜びといった感情はストレスをやわらげ、免疫力を上げて病気の予防にもなるのです。

■酒1杯ごとに、内臓脂肪が厚くなる

ストレス解消、憂さ晴らしに1杯。酒は古来、「百薬の長」として心と体の健康の効用が謳《うた》われています。

赤ワインに含まれるポリフェノール（レスベラトロール）は動脈硬化を予防し、血圧を

安定させます。ビールは血液循環の改善や利尿作用もあるほか、胃腸の消化・吸収機能を高める効果があります。便秘予防にも有効です。炭酸ガスを含む弱酸性のビールは、腸内フローラを整えます。日本酒も発酵の過程でできたいろいろな成分が滋養効果などを持ち、健康に役立つことがわかっています。酒粕は、NK細胞を3倍以上も活性化させる効用を持ちます。

　酒には二面性があります。血液のめぐりを良くして体を温める半面、有害になる成分も含まれていることから、大量の飲酒は毒となります。大量飲酒の習慣は血管系疾患のみならず、発がんのリスクを格段に高めます。さらには脳を萎縮させて認知症のリスクも高めます。

　アルコールには、コルチゾールの分泌を促す作用があるため、体にとってはストレス解消どころかストレスそのものなのです。過飲を重ねていくとコルチゾールが無駄遣いされ、副腎疲労を招きます。

　1日に1合。あるいは1週間に7合。個人差はありますが、これを日本酒換算での男性の適量の目安にしたいです（女性は半分の量）。ビールは中びん1本（500ミリリットル）、ウイスキーはダブル1杯、焼酎0・6合が目安となります。

酒は肝臓を傷《いた》め、代謝や解毒に支障をきたします。週の摂取総量限度を超えたときは、翌週、休肝日を設ける必要があります。私は血糖値を考慮して、糖質がほとんど含まれない蒸留酒の焼酎やウイスキーのお湯割りを愛飲しています。

酒は食欲増進の作用があるので、食べすぎにつながります。酒の肴は総じて高脂質で高塩分ですから、いわば「メタボ食」のようなもの。杯をひとつ重ねるごとに、内臓脂肪の厚みが増していく危険性があるのです。

寝酒は厳禁です。アルコールはアセトアルデヒドという毒性物質をつくり出します。アセトアルデヒドが交感神経を刺激して、誘眠ホルモンのメラトニンの分泌を抑制してしまうのです。

疲労感、情緒不安定、イライラ感、集中力低下、寝不足感、これらは自律神経の乱れによって引き起こされる症状です。朝、私たちは起き抜けのコーヒー、紅茶などを習慣にして飲んでいます。朝は副交感神経から交感神経に切り替わるときです。一杯のコーヒー、紅茶は自律神経のバランスを整えます。ほかにハーブティーやココアにも、自律神経を整える作用があります。

コーヒーは香りにリラックス効果がありますが、コーヒーそのものには覚醒作用もあります。起き抜けのコーヒーは、まず気分を落ち着かせて、そして起動の態勢に入るために心を整える一杯となります。

コーヒーには血管系疾患や大腸がん、肝臓がんの予防、血糖値の改善などいろいろな健康効果が報告されています。しかし、コーヒーにも二面性があり、逆に健康を阻害する作用もあるのです。

コーヒーに含まれるカフェインは副腎を悪い意味で刺激して、コルチゾールの分泌を促します。健康な人では、コルチゾールは朝にもっとも多く分泌されます。ストレスなどによって副腎が疲れていると、本来は分泌が盛んな朝であっても分泌量は少なくなります。副腎が疲れていれば、体も疲れています。頭も体もシャキッとさせるために、私たちはついコーヒーの覚醒作用に頼ります。

コーヒーを飲むことで、コルチゾールが分泌されます。たしかにシャキッとしますが、一時的なもので、カフェインが切れると、コルチゾールの分泌は元の低下状態に戻ってしまいます。そこで、もう一杯となって、これを繰り返します。コーヒーの飲みすぎという悪習慣がこうしてつくられ、ますます副腎に負担をかけてしまうのです。

カフェインには利尿作用があるため、カルシウムが尿とともに排出されやすくなります。つまり、骨の形成に悪い影響を与えるのです。

カフェインの覚醒作用は、快眠を妨げます。血液中のカフェインが半減するのに、約4時間かかります。睡眠の質に不安がある人は、夕方以降はコーヒーを飲むのを控えるのが賢明です。

㉜カモミール・癒し効果抜群

神経が高ぶって寝つきが悪い、眠ってもすぐに目が覚めてしまう人は、就寝前に特有の香り成分のフィトケミカル（テルペン類）をもつハーブティーを飲んでみましょう。

甘い香りで癒し効果抜群で、欧米でその鎮静作用が古くから親しまれているのがカモミール。副交感神経の働きを高め、催眠の高まり、寝つきの改善、睡眠の継続などの効果が報告されています。温かくして飲むほうが、リラックス感が増大するといわれています。

ハーブティーではありませんが、温かいココアにもリラックスや疲労回復の効果があります。ココアに含まれるＧＡＢＡによって副交感神経が優勢になり、血管が拡張されるか

命を守る食材㉜　寝つき良し、睡眠深く

カモミール（ハーブティー）

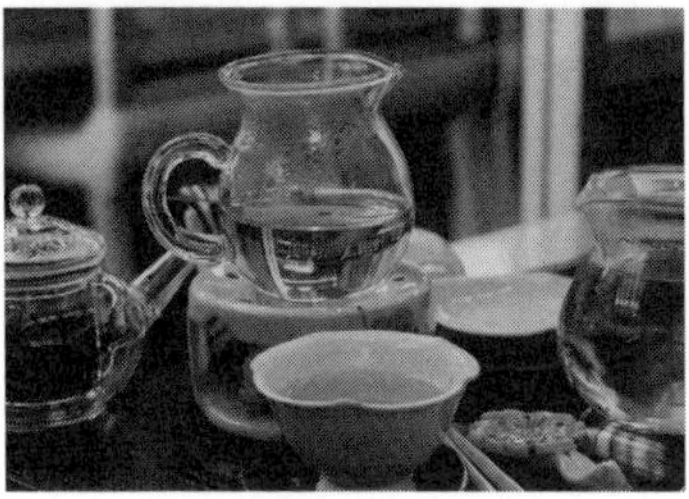

効果大！
温かくして飲む

おもな健康・栄養成分

精油

植物がつくる揮発性の油。特有の芳香を持つ。

健康効果（予防・改善）

- リラックス
- 整腸
- 抗炎症
- 生理痛などの鎮痛
- 抗酸化・抗糖化

らです。

ハーブティーなら、どれもが副交感神経の働きを高めるわけではありません。カモミールのほかにはジャスミン、ラベンダーにリラックス効果があります。逆に、爽快感が得られるローズマリー、レモンの香りは交感神経に作用して血圧を上昇させます。

済陽高穂（わたよう・たかほ）

西台クリニック理事長、三愛病院医学研究所所長、医学博士。

1970年、千葉大学医学部卒業後、東京女子医科大学消化器病センターに入局。米国テキサス大学外科教室に留学し、消化管ホルモンの研究。帰国後、東京女子医科大学助教授、都立荏原病院外科部長、都立大塚病院副委員長、千葉大学医学部臨床教授を経て現職。独自に考案した「済陽式食事療法」で、多くの「晩期がん患者」を治癒に導いている。「がんを消す名医」として知られる。明朝末期に中国から渡来し、九州・都城の島津氏に仕えた薬師を先祖に持つ。

著書に『40歳からは食べ方を変えなさい!』（三笠書房）、『今あるガンが消えていく食事』（マキノ出版）、『がんに負けない体をつくる済陽式野菜スープ』（成美堂出版）など多数ある。


免疫力を食べる!　**ウイルスに勝つ7つの新生活習慣**

2020年10月19日　初版第一刷発行

著者　済陽高穂

発行者　工藤裕樹

発行所　株式会社　エパブリック

〒174-0023　東京都板橋区前野町4丁目40番18号
TEL 03-5918-7940
FAX 03-5918-7941

印刷　株式会社光邦
製本　株式会社セイコーバインダリー

ISBN 978-4-9911581-0-0